La solución dietética anti histamina

Combatir las alergias de forma natural

Por

Linda Ivey

Copyright © por Linda A. Ivey 2024.

OBTENGA ACCESO A MÁS LIBROS MÍ

Tabla de contenido

Introducción a la histamina

Intolerancia

LA intolerancia a la histamina es una afección que está atrayendo cada vez más atención a medida que más personas toman conciencia de su impacto en la salud y el bienestar. Comprender la intolerancia a la histamina implica profundizar en el intrincado funcionamiento de los sistemas inmunológico y digestivo de nuestro cuerpo, así como en el papel que desempeña la histamina en estos procesos.

La histamina es un compuesto natural producido por el cuerpo y participa en varias funciones esenciales, incluida la regulación de la producción de ácido del estómago, la neurotransmisión y la respuesta inmune. Es liberado por células especializadas llamadas mastocitos y desempeña un papel crucial en la defensa del cuerpo contra patógenos e invasores extraños.

Sin embargo, en algunas personas, la capacidad del cuerpo para metabolizar adecuadamente la histamina se ve afectada, lo que provoca una acumulación excesiva de este compuesto en el torrente sanguíneo. Esta acumulación puede desencadenar una amplia gama de síntomas, conocidos colectivamente como intolerancia a la histamina.

Los síntomas de la intolerancia a la histamina pueden variar ampliamente de persona a persona y pueden incluir:

- Erupciones cutáneas, urticaria o eccema.
- Dolores de cabeza o migrañas
- Problemas digestivos como dolor abdominal, hinchazón, diarrea o estreñimiento.
- Congestión nasal, estornudos o problemas sinusales
- Fatiga y confusión mental
- Ansiedad, irritabilidad o cambios de humor.

Es esencial tener en cuenta que la intolerancia a la histamina es distinta de la alergia a la histamina, que implica una respuesta inmune específica a la histamina o a los alimentos que liberan histamina. La intolerancia a la histamina se debe más a la incapacidad del cuerpo para descomponer y eliminar la histamina de manera eficiente, lo que lleva a una acumulación del compuesto y síntomas posteriores.

Diagnosticar la intolerancia a la histamina puede ser un desafío, ya que no existe una prueba definitiva para esta afección. A menudo implica un proceso de exclusión, descartando otras causas potenciales de los síntomas y rastreando factores dietéticos y de estilo de vida que pueden exacerbar o aliviar los síntomas.

Una de las principales estrategias para controlar la intolerancia a la histamina es mediante la modificación de la dieta. Ciertos alimentos son naturalmente ricos en histamina o desencadenan la liberación de histamina en el cuerpo y es posible que las personas con intolerancia a la histamina deban limitarlos o evitarlos.

Además , factores como **el estrés, los medicamentos, el consumo de alcohol y los alérgenos ambientales** también pueden influir en los niveles de histamina y exacerbar los síntomas de intolerancia.

En este libro, exploraremos la ciencia detrás de la intolerancia a la histamina, el papel de los factores de la dieta y el estilo de vida en el manejo de los síntomas, estrategias prácticas para identificar y evitar los desencadenantes de la histamina y formas de apoyar la salud y el bienestar general en presencia de intolerancia a la histamina.

Al obtener una comprensión más profunda de la intolerancia a la histamina e implementar intervenciones específicas, las personas pueden tomar el control de su salud y disfrutar de una mejor calidad de vida. Ya sea que le hayan diagnosticado recientemente o haya estado controlando la intolerancia a la histamina durante años, este libro tiene como objetivo brindarle información valiosa y orientación práctica para ayudarlo en su viaje hacia el bienestar.

Capítulo 1

La ciencia detrás de la dieta antihistamínica

- Cómo la dieta afecta los niveles de histamina

El vínculo entre los alimentos y los niveles de histamina es un elemento complicado e intrincado de la intolerancia a la histamina y otras enfermedades. Comprender cómo la elección de alimentos afecta los niveles de histamina en el cuerpo es fundamental para quienes padecen intolerancia a la histamina.

La histamina se encuentra en muchos alimentos, ya sea como componente natural o como resultado de una fermentación microbiana. Ciertos alimentos contienen mayores cantidades de histamina, mientras que otros pueden aumentar la liberación de histamina o disminuir la función de las enzimas que metabolizan la histamina. El consumo de alimentos que aumentan los niveles de histamina o interfieren con su eliminación puede empeorar los síntomas y provocar respuestas graves en personas sensibles a la histamina.

1. Alimentos con alto contenido de histamina: Los alimentos ricos en histamina incluyen quesos añejos, embutidos, salmón ahumado, chucrut y bebidas fermentadas como vino, cerveza y kombucha . Estos alimentos tienen mayores cantidades de histamina debido a la descomposición enzimática de la histidina , un aminoácido que se encuentra en las comidas ricas en proteínas, durante el proceso de fermentación o envejecimiento. El consumo de comidas ricas en histamina puede provocar una acumulación de histamina en el cuerpo, especialmente en personas con un metabolismo deficiente de la histamina.

2. *Alimentos que liberan histamina:* Además de las comidas ricas en histamina, ciertos alimentos pueden hacer que los mastocitos o basófilos produzcan histamina, aumentando el exceso de histamina. Las frutas cítricas, los tomates, las fresas, los mariscos y el chocolate son alimentos que liberan histamina con frecuencia. Si bien estos alimentos no necesariamente contienen grandes cantidades de histamina, pueden provocar la liberación de histamina en personas sensibles, lo que resulta en intolerancia a la histamina.

3. *Enzimas degradantes de histamina:* El metabolismo de la histamina está controlado principalmente por dos enzimas: la diaminooxidasa (DAO) y la histamina N- metiltransferasa . La DAO descompone la histamina ingerida en el sistema digestivo, mientras que la HNMT la metaboliza dentro de las células y tejidos. Ciertas variables dietéticas pueden afectar la actividad de estas enzimas, ya sea aumentando o disminuyendo su función. El alcohol, el té negro y algunos medicamentos, como los antiinflamatorios no esteroides (AINE), pueden suprimir la función de la DAO, reduciendo la eliminación de histamina y aumentando los síntomas de intolerancia a la histamina.

Las personas con intolerancia a la histamina pueden reducir la exposición a la histamina y sus síntomas al aprender cómo la nutrición influye en los niveles y el metabolismo de la histamina. La dieta antihistamínica se centra en comer alimentos frescos y no procesados con bajo contenido de histamina y sustancias liberadoras de histamina, evitando o restringiendo los alimentos con alto contenido de histamina y los factores que interfieren con la eliminación de histamina. La adopción de una dieta antihistamínica personalizada basada en las sensibilidades y los desencadenantes individuales puede ayudar a las personas a controlar la intolerancia a la histamina con éxito y mejorar su calidad de vida en general.

- Alimentos ricos en histamina

A continuación se presentan algunas categorías comunes de alimentos con alto contenido de histamina:

1. *Fermentado Alimentos* :

La fermentación es un proceso que implica la descomposición de los azúcares por bacterias y levaduras. Durante la fermentación, los niveles de histamina pueden aumentar significativamente. Se sabe que alimentos como los quesos añejos (p. ej., parmesano, cheddar, queso azul), chucrut, kimchi , yogur, kéfir y pan de masa fermentada contienen altos niveles de histamina. Si bien los alimentos fermentados ofrecen beneficios probióticos para la salud intestinal, es posible que las personas con intolerancia a la histamina deban limitar su consumo o elegir alternativas.

2. *Carnes Curadas y Añejadas:*

Ciertas carnes se someten a procesos de curado, ahumado o envejecimiento que pueden elevar los niveles de histamina. Los ejemplos incluyen carnes ahumadas o curadas como tocino, salchichas, salami y jamón. Estos productos suelen contener conservantes y saborizantes añadidos, que pueden aumentar aún más el contenido de histamina. Optar por carnes frescas y sin procesar o explorar fuentes de proteínas de origen vegetal puede ser beneficioso para las personas con sensibilidad a la histamina.

3. *Mariscos:*

Los mariscos frescos generalmente tienen un bajo contenido de histamina, pero los niveles de histamina pueden aumentar a medida que el pescado y los mariscos envejecen o se almacenan de manera inadecuada. El atún, la caballa, las sardinas, las anchoas y los mariscos como los camarones, el cangrejo y la langosta son propensos a la acumulación de histamina si no se manipulan y almacenan correctamente. A las personas con intolerancia a la histamina puede resultarles útil consumir mariscos recién capturados o congelados rápidamente para minimizar la exposición a la histamina.

4. Alcohol:

Ciertas bebidas alcohólicas, en particular el vino, la cerveza y el champán, contienen histamina debido al proceso de fermentación. Además, algunas bebidas alcohólicas pueden contener sulfitos, que pueden desencadenar la liberación de histamina en personas sensibles. El vino tinto, en particular, es conocido por su contenido de histamina y a menudo se asocia con reacciones alérgicas y dolores de cabeza en personas susceptibles. Elegir alternativas alcohólicas bajas en histamina o disfrutar del alcohol con moderación puede ayudar a mitigar los síntomas.

5. Verduras encurtidas y fermentadas:

Las verduras encurtidas, como los encurtidos, las aceitunas y las salsas, pueden contener niveles elevados de histamina debido al proceso de fermentación. De manera similar, los condimentos como la salsa de soja, el vinagre y la mostaza también pueden contribuir a la carga de histamina. Si bien estos alimentos pueden agregar sabor y variedad a las comidas, es posible que las personas con intolerancia a la histamina deban tener precaución y moderación al consumirlos.

6. *Frutas cítricas:*

Si bien las frutas cítricas como las naranjas, los limones y los pomelos son ricas en vitamina C y otros nutrientes beneficiosos, también pueden contener compuestos liberadores de histamina. Algunas personas con intolerancia a la histamina pueden encontrar que el consumo de frutas cítricas exacerba sus síntomas, especialmente si son sensibles a otros alimentos ricos en histamina. Monitorear las respuestas individuales a las frutas cítricas y moderar la ingesta puede ayudar a controlar las reacciones relacionadas con la histamina.

7. **Tomates y productos de tomate:** los tomates son otro desencadenante común para las personas sensibles a la histamina. Si bien algunos pueden tolerar bien los tomates frescos, los productos de tomate procesados como el ketchup, la pasta de tomate y la salsa para pasta pueden tener niveles más altos de histamina debido a la concentración y los procesos de cocción. Las personas con intolerancia a la histamina pueden optar por tomates frescos o salsas caseras preparadas con ingredientes frescos para minimizar la exposición a la histamina.

8. *Espinacas, berenjenas y aguacate:*

Ciertas verduras y frutas contienen histamina natural o compuestos liberadores de histamina que pueden contribuir a los síntomas en personas sensibles. La espinaca, la berenjena y el aguacate son ejemplos de alimentos que algunas personas con intolerancia a la histamina pueden necesitar limitar o evitar, especialmente si experimentan reacciones adversas después de su consumo.

Comprender el contenido de histamina de los alimentos y cómo pueden influir en los niveles de histamina en el cuerpo es esencial para las personas que siguen una dieta antihistamínica. Al tomar decisiones dietéticas informadas y priorizar los alimentos frescos y mínimamente procesados, las personas con intolerancia a la histamina pueden controlar eficazmente los síntomas y mejorar su calidad de vida en general.

- Bacterias productoras de histamina y alimentos fermentados

Los alimentos fermentados han sido parte de las tradiciones culinarias globales durante milenios, venerados por sus sabores intensos, texturas ricas y posibles ventajas para la salud. Sin embargo, en el contexto de la intolerancia a la histamina, la compleja conexión entre las bacterias productoras de histamina y los alimentos fermentados tiene una relevancia significativa.

La fermentación es un proceso natural causado por la actividad metabólica de microorganismos como bacterias, levaduras y mohos. Estos microbios degradan los carbohidratos y los azúcares de las comidas, lo que da como resultado la síntesis de una variedad de sustancias químicas, incluida la histamina. Ciertas bacterias tienen la maquinaria enzimática necesaria para convertir la histidina , un aminoácido que se encuentra en las comidas ricas en proteínas, en histamina durante la fermentación.

Analicemos más a fondo la relación entre las bacterias productoras de histamina y ciertos alimentos fermentados ampliamente ingeridos.

1. *Queso* : El mundo de la elaboración del queso es intrigante, ya que los microbios desempeñan un papel importante en el desarrollo del sabor y la textura. Las bacterias del ácido láctico como Lactobacillus y Streptococcus prosperan en el entorno del queso cuando madura. Estas bacterias producen enzimas descarboxilasas, que ayudan en la conversión de histidina en histamina, lo que aumenta los sabores y cualidades particulares de los quesos añejos. Gouda, Roquefort y Camembert son sólo algunos de los quesos que destacan por sus variados perfiles de sabor creados por bacterias productoras de histamina.

2. *Verduras fermentadas:* Desde chucrut agrio hasta kimchi picante , las verduras fermentadas son apreciadas por su alto contenido de probióticos y variedad culinaria. La lactofermentación ocurre cuando las bacterias

existentes naturalmente convierten los carbohidratos en ácido láctico, lo que genera un ambiente ácido que retiene y mejora el sabor vegetal. Sin embargo, algunos tipos de bacterias que participan en la fermentación pueden generar histamina como subproducto metabólico. Si bien las verduras fermentadas brindan varias ventajas para la salud, es posible que quienes son sensibles a la histamina deban limitar su consumo para evitar respuestas negativas.

3. *Yogur y kéfir:* los productos lácteos cultivados, como el yogur y el kéfir, son populares por su textura cremosa y sus cualidades probióticas. Las bacterias del ácido láctico fermentan la leche y convierten la lactosa en ácido láctico, lo que le da un sabor picante y algo ácido. Si bien los productos lácteos fermentados proporcionan bacterias útiles para la salud intestinal, algunas personas pueden desarrollar síntomas relacionados con la histamina como resultado de la presencia de bacterias productoras de histamina en el cultivo de fermentación. Tiempos de fermentación más cortos o alternativas no lácteas pueden ser buenas para las personas con sensibilidad a la histamina.

4. *La salsa de soja* , condimento fundamental en muchas cocinas asiáticas, se fermenta para aumentar su sabroso sabor umami. La salsa de soja tradicional se elabora fermentando soja y trigo para producir una paleta diversa

de sabores y fragancias. Sin embargo, el proceso de fermentación puede provocar la acumulación de histamina, lo que puede resultar problemático para quienes son sensibles a ella. Es posible que quienes padecen sensibilidad a la histamina deban cambiar a salsa de soja baja en sodio o experimentar con otros condimentos.

Comprender la relación entre las bacterias productoras de histamina y los alimentos fermentados es fundamental para quienes padecen sensibilidad a la histamina. Si bien los alimentos fermentados tienen una variedad de sabores y posibles ventajas para la salud, pueden resultar difíciles de consumir para las personas sensibles a la histamina. Las personas pueden controlar con éxito los síntomas relacionados con la histamina implementando conductas de consumo consciente , experimentando con métodos de fermentación y obteniendo asesoramiento de especialistas de la salud.

Capítulo 2

Principios de la dieta antihistamínica

- Eliminación y rotación de alimentos con alto contenido de histamina

La intolerancia a la histamina presenta un desafío único en el ámbito del manejo dietético, que requiere que las personas adopten enfoques estratégicos para minimizar la exposición a la histamina mientras mantienen una dieta equilibrada y nutritiva. Dos estrategias clave que forman la piedra angular del manejo de la intolerancia a la histamina son la eliminación y rotación de alimentos con alto contenido de histamina.

1. Eliminación de alimentos con alto contenido de histamina:

a. **Comprender los desencadenantes:**

- Identificar y eliminar los alimentos con alto contenido de histamina es el primer paso crucial. Esto implica reconocer culpables comunes, como los quesos añejos, los productos fermentados, ciertos mariscos y bebidas alcohólicas.

- Llevar un diario de alimentos detallado puede ayudar a identificar desencadenantes específicos y comprender las sensibilidades individuales.

b. **Adoptar una dieta baja en histamina:**

- La transición a una dieta baja en histamina implica evitar o minimizar la ingesta de alimentos que se sabe que son ricos en histamina. Esto incluye alimentos procesados y fermentados, carnes curadas y ciertas frutas y verduras.

- Puede resultar beneficioso optar por alternativas frescas y sin procesar y seleccionar métodos de cocción que minimicen la formación de histamina.

C. **Lectura de etiquetas e ingredientes:**

- Desarrollar el hábito de leer las etiquetas de los alimentos se vuelve fundamental. Muchos alimentos procesados contienen fuentes ocultas de histamina, como conservantes, colorantes y potenciadores del sabor.

- Elegir alimentos integrales y no procesados y cocinarlos desde cero siempre que sea posible proporciona un mayor control sobre la ingesta de histamina.

d. **Consultoría de profesionales sanitarios:**

- Buscar orientación de profesionales de la salud, como dietistas o alergólogos especializados en intolerancia a la histamina, puede brindar asesoramiento personalizado. Pueden realizar pruebas para evaluar los niveles de histamina o recomendar dietas de eliminación adaptadas a las necesidades individuales.

2. Rotación de alimentos con alto contenido de histamina:

a. Presentamos variedad:

- Las dietas de rotación implican diversificar las opciones de alimentos para evitar el consumo constante de productos con alto contenido de histamina. Este enfoque previene la acumulación de histamina con el tiempo.

- La incorporación de una amplia gama de frutas, verduras, proteínas y cereales garantiza una dieta rica en nutrientes y, al mismo tiempo, minimiza el riesgo de sufrir una sensibilidad abrumadora a la histamina.

b. Momento y frecuencia:

- Rotar los alimentos según su contenido de histamina requiere prestar atención al momento y la frecuencia. Por ejemplo, si un alimento determinado con alto contenido de histamina se tolera bien en pequeñas cantidades, es posible que se consuma ocasionalmente en lugar de regularmente.

- Monitorear los síntomas y ajustar el programa de rotación en función de las respuestas individuales es crucial para optimizar esta estrategia.

C. **Comida estacional:**

- Puede resultar beneficioso adaptar el enfoque de rotación a la disponibilidad estacional. Adoptar productos frescos de temporada y de origen local permite una dieta dinámica y variada.

- La alimentación estacional también se alinea con la filosofía de consumir alimentos en su máximo valor nutricional.

d. **Equilibrio de macronutrientes:**

- Además de rotar los alimentos con alto contenido de histamina, mantener una dieta bien equilibrada con una distribución adecuada de macronutrientes (proteínas, grasas y carbohidratos) contribuye a la salud general y respalda la capacidad del cuerpo para controlar la histamina.

La eliminación y rotación de alimentos ricos en histamina no son soluciones únicas para todos, sino estrategias personalizadas que requieren observación, experimentación y adaptación. Encontrar el equilibrio adecuado a menudo implica un proceso de prueba y error, en el que los individuos descubren gradualmente sus niveles de tolerancia y preferencias dietéticas únicos.

Adoptar estas estrategias permite a las personas con intolerancia a la histamina desempeñar un papel activo en el control de sus síntomas y mejorar su calidad de vida en general. Al combinar estos enfoques dietéticos con modificaciones en el estilo de vida y buscar orientación de profesionales de la salud, las personas pueden cultivar una relación sostenible y nutritiva con los alimentos mientras navegan por las complejidades de la intolerancia a la histamina.

• Importancia de los alimentos frescos e integrales

En el ámbito de la intolerancia a la histamina, las elecciones dietéticas desempeñan un papel fundamental en el control de los síntomas y la promoción del bienestar general. Adoptar alimentos frescos e integrales constituye la piedra angular de una estrategia eficaz para las personas que enfrentan la sensibilidad a la histamina. Este es el por qué:

1. Minimizar la exposición a la histamina:

- Los alimentos frescos, en particular frutas, verduras y proteínas magras, son inherentemente bajos en histamina en comparación con sus homólogos procesados o envejecidos.

- Al priorizar opciones frescas y mínimamente procesadas, las personas reducen su consumo general de histamina, mitigando el riesgo de exacerbaciones de síntomas y reacciones alérgicas.

2. Preservación de la integridad de los nutrientes:

- Los alimentos frescos son ricos en vitaminas, minerales, antioxidantes y fitonutrientes esenciales que respaldan una salud y una función inmune óptimas.

- A diferencia de los alimentos procesados, que pueden sufrir degradación de nutrientes durante la fabricación y el almacenamiento, los alimentos frescos conservan su integridad nutricional y ofrecen una gran cantidad de nutrientes biodisponibles para nutrir el cuerpo.

3. Digestibilidad mejorada:

- Los alimentos integrales suelen ser más fáciles de digerir y asimilar para el cuerpo en comparación con los alimentos altamente procesados o refinados cargados de aditivos y conservantes.

- El contenido de fibra en frutas, verduras y cereales enteros respalda la salud digestiva al promover la regularidad, optimizar la absorción de nutrientes y fomentar un microbioma intestinal saludable .

4. Exposición reducida a sustancias químicas:

- Es menos probable que los alimentos frescos e integrales contengan aditivos sintéticos, sabores artificiales y conservantes químicos que se encuentran comúnmente en los alimentos procesados.

- Al elegir opciones orgánicas y de origen local siempre que sea posible, las personas minimizan su exposición a pesticidas, herbicidas y otras sustancias químicas potencialmente dañinas presentes en los productos cultivados convencionalmente.

5. Perfil nutricional diverso:

- La incorporación de una variedad de frutas frescas, verduras, cereales integrales, legumbres, nueces, semillas y proteínas magras garantiza un perfil nutricional diverso, proporcionando al cuerpo un espectro de nutrientes y micronutrientes esenciales.

- Los fitoquímicos y compuestos bioactivos que se encuentran en abundancia en los productos frescos ofrecen beneficios protectores contra la inflamación, el estrés oxidativo y las enfermedades crónicas.

6. Respaldo de la función inmune:

- Los alimentos frescos e integrales proporcionan al cuerpo los componentes básicos que necesita para mantener un sistema inmunológico robusto y montar una defensa eficaz contra patógenos y factores estresantes ambientales.

- Los alimentos ricos en nutrientes, como las verduras de hojas verdes, las bayas, las frutas cítricas y los ácidos grasos omega-3 del pescado azul, refuerzan la función inmune y ayudan a modular las respuestas inflamatorias.

7. Promoción de la salud y la vitalidad a largo plazo:

- Adoptar una dieta rica en alimentos frescos e integrales contribuye a la salud y la vitalidad a largo plazo, reduciendo el riesgo de enfermedades crónicas como las cardiovasculares, la diabetes, la obesidad y ciertos tipos de cáncer.

- Al nutrir el cuerpo con alimentos saludables y ricos en nutrientes, las personas sientan las bases para una energía sostenida, claridad mental y vitalidad general a lo largo de toda la vida.

En esencia, adoptar alimentos frescos e integrales permite a las personas con intolerancia a la histamina nutrir sus cuerpos, apoyar su sistema inmunológico y prosperar frente a los desafíos dietéticos. Al priorizar opciones ricas en nutrientes y cultivar un enfoque consciente en la selección y preparación de alimentos, las personas aprovechan el poder curativo de la generosidad de la naturaleza y recuperan el control sobre su salud y bienestar.

- Equilibrio de macronutrientes para la sensibilidad a la histamina

Para las personas que enfrentan sensibilidad a la histamina, lograr una dieta integral que equilibre los macronutrientes es esencial para controlar los síntomas, apoyar la salud general y promover la vitalidad. A continuación se ofrece un vistazo más de cerca a cómo optimizar la ingesta de macronutrientes en el contexto de la sensibilidad a la histamina:

1. Proteínas:

- **Fuentes de calidad:** dé prioridad a las fuentes de proteínas magras y de alta calidad, como aves, pescado, huevos, legumbres, tofu y tempeh. Opte por opciones frescas y sin procesar siempre que sea posible para minimizar el contenido de histamina.

- **Moderación:** si bien la proteína es esencial para la reparación muscular, la función inmune y la regulación hormonal, la ingesta excesiva puede forzar las vías de desintoxicación del cuerpo y potencialmente exacerbar la sensibilidad a la histamina. Trate de consumir una ingesta equilibrada de proteínas a lo largo del día en lugar de depender en gran medida de alimentos ricos en proteínas en una sola comida.

2. Carbohidratos:

- **Carbohidratos complejos:** elija carbohidratos complejos de cereales integrales, frutas, verduras y legumbres para proporcionar energía sostenida y apoyar la salud digestiva. Los cereales integrales como la quinua, el arroz integral, la avena y la cebada ofrecen fibra, vitaminas y minerales y, al mismo tiempo, minimizan los picos de azúcar en sangre.

- **Limite los azúcares refinados:** minimice el consumo de azúcares refinados y carbohidratos procesados, que pueden contribuir a la inflamación y alterar el equilibrio del azúcar en sangre. A la hora de elegir edulcorantes, opta por opciones naturales como dátiles, miel o jarabe de arce.

3. Grasas:

- **Grasas saludables:** incorpore fuentes de grasas saludables como aguacates, nueces, semillas, aceite de oliva y pescados grasos como el salmón y la caballa. Estas grasas proporcionan ácidos grasos esenciales omega-3 y omega-6, que respaldan la función cerebral, la producción hormonal y la salud cardiovascular.

- **Suplementos de omega-3:** Considere la posibilidad de suplementar con omega-3 si la ingesta dietética es insuficiente. Los ácidos grasos omega-3 tienen propiedades antiinflamatorias y pueden ayudar a aliviar los síntomas de la intolerancia a la histamina.

4. Hidratación:

- **Ingesta de agua:** Manténgase adecuadamente hidratado bebiendo mucha agua durante todo el día. Una hidratación adecuada favorece la desintoxicación, ayuda a la digestión y ayuda a mantener el equilibrio electrolítico.

- **Tés de hierbas:** disfrute de tés de hierbas como manzanilla, menta y jengibre, que son hidratantes y pueden tener efectos calmantes en el sistema digestivo. Evite los tés que contengan hierbas con alto contenido de histamina como la ortiga o el hibisco si desencadenan síntomas.

5. Horario y frecuencia de las comidas:

- **Comidas regulares:** Trate de comer comidas regulares y equilibradas espaciadas uniformemente a lo largo del día para estabilizar los niveles de azúcar en la sangre y prevenir caídas de energía.

- **Opciones de refrigerios:** incorpore refrigerios saludables como fruta fresca, vegetales crudos con hummus o un puñado de nueces para mantener los niveles de energía entre comidas. Elija opciones bajas en histamina para minimizar el riesgo de desencadenar síntomas.

6. Enfoque individualizado:

- **Escuche a su cuerpo:** preste atención a cómo las diferentes proporciones de macronutrientes y combinaciones de alimentos afectan sus síntomas. Lleve un diario de alimentos para realizar un seguimiento de su ingesta dietética y cualquier reacción asociada, lo que ayudará a identificar patrones y posibles desencadenantes.

- **Trabaje con un profesional:** considere consultar a un dietista registrado o un proveedor de atención médica especializado en intolerancia a la histamina para obtener orientación dietética personalizada. Pueden ayudarle a diseñar un plan de nutrición que satisfaga sus necesidades individuales y respalde sus objetivos de salud.

7. Alimentación consciente:

- **Saboree cada bocado:** practique una alimentación consciente reduciendo el ritmo, saboreando cada bocado y prestando atención a las señales de hambre y saciedad. Mastique bien los alimentos para ayudar a la digestión y optimizar la absorción de nutrientes.

- **Reduzca el estrés:** minimice el estrés durante la hora de comer para favorecer la digestión y la asimilación adecuadas de nutrientes. Practique técnicas de relajación como respiración profunda, meditación o estiramientos suaves antes y después de las comidas.

Equilibrio de proporciones de macronutrientes:

1. **Enfoque individualizado:** adapte las proporciones de macronutrientes para satisfacer sus necesidades dietéticas, perfil metabólico y niveles de actividad únicos. Experimente con diferentes proporciones de proteínas, grasas y carbohidratos para encontrar el equilibrio óptimo que respalde sus objetivos de salud y su sensibilidad a la histamina.

2. **Respuesta del monitor:** preste atención a cómo responde su cuerpo a las diferentes composiciones de macronutrientes. Ajuste su dieta en consecuencia según los cambios en los niveles de energía, el confort digestivo y el bienestar general.

3. **Consulta con un profesional:** busque orientación de un dietista registrado o un proveedor de atención médica especializado en intolerancia a la histamina para desarrollar un plan de nutrición personalizado. Pueden

ofrecer asesoramiento experto, controlar su progreso y hacer recomendaciones basadas en sus necesidades dietéticas específicas y su estado de salud.

Capítulo 3

Cómo desarrollar su plan de dieta antihistamínico

- Ejemplos de planes de comidas y recetas

Controlar la sensibilidad a la histamina requiere una planificación cuidadosa y una selección cuidadosa de alimentos para minimizar los brotes de síntomas y al mismo tiempo garantizar una nutrición óptima. Ejemplos de planes de alimentación adaptados a la sensibilidad a la histamina pueden ayudar a las personas a afrontar sus necesidades dietéticas de forma eficaz. He aquí un vistazo a las comidas nutritivas de un día:

Ejemplo de plan de comidas:

Desayuno:

- **Tazón de desayuno de quinua:**

    - Quinua cocida como base.

    - Cubierto con aguacate en rodajas, pepino cortado en cubitos y tomates cherry.

- Adornado con un chorrito de jugo de limón y aceite de oliva. Adornado con hierbas frescas picadas como perejil o albahaca.

Bocadillo de media mañana:

- **Malteada verde:**

  - Licue las espinacas frescas, el pepino, la piña y el agua de coco.

  - Opcionalmente, agregue una cucharada de proteína de guisante en polvo o un puñado de semillas de cáñamo para obtener más proteínas.

Almuerzo:

- **Ensalada De Salmón A La Parrilla:**

  - Filete de salmón a la parrilla servido sobre una cama de verduras mixtas (p. ej., rúcula, espinacas).

  - Mezclado con fresas en rodajas, nueces tostadas y queso de cabra desmenuzado (opcional).

  - Rociado con una vinagreta balsámica hecha con aceite de oliva, vinagre balsámico, mostaza de Dijon y miel (o jarabe de arce para darle dulzura).

Bocadillo de la tarde:

- **Palitos de apio con mantequilla de almendras:**

  - Palitos de apio fresco combinados con mantequilla cremosa de almendras para un refrigerio saciante y rico en nutrientes.

Cena:

- **Salteado de pavo y verduras:**

  - Pavo molido salteado con ajo, jengibre y verduras picadas (pimientos, brócoli, guisantes) en una salsa salteada con aceite de sésamo (tamari, vinagre de arroz, miel).

  - Servido sobre una cama de arroz de coliflor o quinua para una comida saludable y abundante.

Merienda de la tarde:

- **Frutos del bosque con yogur de coco:**

  - Una variedad de bayas frescas (fresas, arándanos, frambuesas) servidas con yogur de coco sin lácteos para un postre refrescante y rico en antioxidantes.

Consideraciones clave:

- **Concéntrese en la frescura:** incorpore alimentos frescos e integrales siempre que sea posible para minimizar la exposición a la histamina y maximizar el contenido de nutrientes.

- **Plato colorido:** opte por una variedad de frutas y verduras coloridas para garantizar una amplia gama de vitaminas, minerales y fitonutrientes.

- **Hidratación:** Manténgase hidratado durante todo el día bebiendo mucha agua, infusiones de hierbas y agua en infusión con rodajas de cítricos o pepino.

- **Porciones conscientes:** preste atención al tamaño de las porciones y escuche las señales de hambre y saciedad de su cuerpo para evitar comer en exceso y promover la comodidad digestiva.

- **Adaptaciones individuales:** personalice los planes de alimentación según las preferencias personales, las restricciones dietéticas y los niveles de tolerancia para garantizar una experiencia alimentaria sostenible y agradable.

- Guía de compra de alimentos bajos en histamina

Para las personas que padecen intolerancia a la histamina, navegar por el supermercado puede ser una tarea desalentadora. Sin embargo, si cuenta con conocimiento y un enfoque estratégico, puede llenar con confianza su carrito con alimentos bajos en histamina para satisfacer sus necesidades dietéticas. Aquí hay una guía completa de compras de comestibles para ayudarlo a tomar decisiones informadas:

1. Sección de Productos Frescos:

- **Verduras:** opte por verduras frescas no enlatadas, como espinacas, col rizada, pepino, zanahorias, brócoli, coliflor, pimientos morrones y calabacines.

- **Frutas:** Elija frutas bajas en histamina como manzanas, peras, bayas (fresas, arándanos, frambuesas), cerezas, uvas, melones y frutas cítricas (limones, limas, naranjas).

2. Carnes y Aves:

- **Carne fresca:** seleccione cortes frescos de carne y aves, incluidos pollo, pavo, carne de res, cerdo y cordero. Evite las carnes procesadas y curadas, ya que pueden contener niveles más altos de histamina.

- **Pescado:** opte por variedades de pescado fresco como salmón, bacalao, eglefino, trucha y lenguado. Evite el pescado ahumado, enlatado y añejo, que tienden a tener un mayor contenido de histamina.

3. Lácteos y alternativas:

- **Lácteos frescos:** elija productos lácteos frescos como leche, yogur y queso elaborados con leche pasteurizada. Opte por variedades con tiempos de fermentación más cortos y niveles más bajos de histamina.

- **Alternativas no lácteas:** explore opciones no lácteas como leche de almendras, leche de coco, leche de arroz y leche de avena. Busque variedades sin azúcar ni sabor para minimizar la exposición a la histamina.

4. Granos y Legumbres:

- **Cereales integrales:** abastecerse de cereales integrales como arroz (blanco, integral, basmati), quinua, mijo, avena y trigo sarraceno. Estos cereales son naturalmente bajos en histamina y ricos en fibra y nutrientes.

- **Legumbres:** Elija legumbres como lentejas, garbanzos, frijoles negros y frijoles mungos para obtener proteínas y fibra. Remojarlos y cocinarlos bien para reducir el contenido de histamina.

5. Nueces y semillas:

- **Nueces frescas:** seleccione nueces frescas como almendras, nueces, nueces y anacardos. Evite las nueces tostadas, saladas o procesadas, ya que pueden contener aditivos y niveles más altos de histamina.

- **Semillas:** agregue semillas como semillas de chía, semillas de lino, semillas de calabaza y semillas de girasol a su lista de compras para obtener mayor nutrición y textura.

6. Condimentos e ingredientes para cocinar:

- **Aceites:** Elija aceites prensados en frío como aceite de oliva, aceite de coco y aceite de aguacate para cocinar y aderezar. Evite los aceites procesados y la margarina, que pueden contener aditivos y conservantes.

- **Hierbas y especias:** utilice hierbas frescas como perejil, albahaca, cilantro y cebollino para condimentar los platos. Limite el uso de hierbas y especias secas, ya que pueden contener niveles más altos de histamina.

- **Vinagre:** opte por el vinagre de sidra de manzana o el vinagre blanco como alternativas bajas en histamina a otros tipos de vinagre, como el vinagre balsámico y el de vino tinto.

7. Alimentos congelados:

- **Verduras y frutas congeladas:** Mantenga su congelador abastecido con verduras y frutas congeladas para mayor comodidad y frescura. Elija opciones congeladas simples sin salsas ni condimentos añadidos.

- **Pescado y marisco congelados:** considere comprar variedades de pescado y marisco congelados para tenerlos a mano para comidas rápidas y fáciles. Busque opciones etiquetadas como recién congeladas sin conservantes añadidos.

8. Bebidas:

- **Agua:** Manténgase hidratado con agua filtrada como su principal bebida. Evite las bebidas carbonatadas, las bebidas energéticas y las bebidas alcohólicas, que pueden contener niveles más altos de histamina.

- **Tés de hierbas:** disfrute de una variedad de tés de hierbas sin cafeína, como manzanilla, menta, jengibre y rooibos, para hidratarse y relajarse.

9. Productos horneados y refrigerios:

- **Opciones sin gluten:** explore productos horneados y refrigerios sin gluten elaborados con ingredientes bajos en histamina, como harina de arroz, harina de tapioca y harina de almendras.

- **Delicias caseras:** considere hornear sus propias delicias utilizando ingredientes bajos en histamina y edulcorantes naturales como miel, jarabe de arce o azúcar de coco para controlar la calidad de los ingredientes.

10. Alimentos especiales y pasillos étnicos:

- **Sabores internacionales:** explore los pasillos étnicos en busca de ingredientes utilizados en cocinas con perfiles naturalmente bajos en histamina, como las cocinas asiática, mediterránea y del Medio Oriente.

- **Productos a base de coco:** busque productos a base de coco como leche de coco, crema de coco y harina de coco como alternativas a los ingredientes lácteos y a base de trigo.

11. Hierbas y especias frescas:

- **Cultive las suyas propias:** considere cultivar sus propias hierbas frescas en casa para garantizar un suministro constante de adiciones sabrosas a sus comidas. Hierbas como la albahaca, la menta y el cilantro prosperan en pequeños jardines de hierbas interiores.

- **Procesamiento mínimo:** opte por hierbas y especias frescas en lugar de opciones empaquetadas, ya que es menos probable que contengan aditivos y conservantes que puedan desencadenar reacciones a la histamina.

12. Planificación de comidas y elaboración de listas:

- **Planifique con anticipación:** cree un plan de alimentación semanal y una lista de compras basada en recetas e ingredientes bajos en histamina. Esto ayuda a optimizar su experiencia de compra y garantiza que tenga todo lo que necesita para comidas nutritivas durante toda la semana.

- **Cíñete a tu lista:** mantente enfocado en comprar artículos de tu lista para evitar compras impulsivas y minimizar la exposición a alimentos con alto contenido de histamina que pueden tentarte mientras recorre los pasillos.

13. Recursos en línea y servicios de entrega:

- **Compras en línea:** aproveche los servicios de entrega y compra de comestibles en línea que ofrecen una amplia selección de productos bajos en histamina.

Esta conveniente opción le permite comprar desde la comodidad de su hogar y acceder a artículos especiales que pueden no estar disponibles en las tiendas locales.

- **Cajas de suscripción:** explore los servicios de cajas de suscripción que se especializan en alimentos saludables y aptos para personas alérgicas, que a menudo incluyen selecciones seleccionadas de productos bajos en histamina adaptados a necesidades dietéticas específicas.

14. Lea las etiquetas y los ingredientes:

- **Conozca sus ingredientes:** familiarícese con los ingredientes y aditivos comunes que pueden desencadenar reacciones a la histamina, como colorantes, sabores y conservantes artificiales.

- **Verifique las fechas de caducidad:** preste atención a las fechas de caducidad y los indicadores de frescura al seleccionar productos perecederos como carne, lácteos y productos agrícolas para garantizar una calidad óptima y minimizar la formación de histamina.

- Estrategias para salir a cenar y eventos sociales

El manejo de la sensibilidad a la histamina va más allá de las limitaciones de la cocina casera y crea problemas distintos al salir a cenar o asistir a eventos sociales. Sin embargo, con una preparación inteligente y una excelente comunicación, puede disfrutar de los eventos gastronómicos y evitar la exposición a la histamina. A continuación se presentan algunas técnicas prácticas para negociar comidas fuera de casa y eventos sociales:

1. Busque restaurantes con anticipación:

- *Consulte los menús en línea* : revise los menús de los restaurantes en línea para encontrar alternativas bajas en histamina y planifique sus selecciones de comidas con anticipación.
- *Elija restaurantes sabiamente* : opte por restaurantes reconocidos por su cocina fresca hecha a pedido y su flexibilidad para abordar los requisitos dietéticos.

2. Comunicarse con el personal del restaurante:

- *Informar a los camareros* : comunique sus demandas dietéticas y su sensibilidad a la histamina a su camarero o al personal del restaurante. Solicite modificaciones en las comidas o reemplazos para adaptarlos a sus preferencias.
- *Haga preguntas* : no dude en preguntar sobre los ingredientes, las técnicas de cocina y las posibles fuentes de histamina en los alimentos. Busque aclaraciones para asegurarse de que su comida coincida con sus limitaciones dietéticas.

3. Céntrese en opciones sencillas y novedosas:

- ***Cíñete a lo básico*** : elige alimentos básicos, no procesados, con ingredientes frescos como ensaladas, carnes o mariscos a la parrilla, verduras al vapor y arroz o papas simples.

- ***Evite salsas y adobos*** : solicite salsas, aderezos y adobos para acompañar o pregunte sobre alternativas bajas en histamina. Opte por aceite de oliva y vinagre o jugo de limón como opciones más ligeras.

4. Tenga en cuenta los métodos de preparación:

- ***Opte por la parrilla o al vapor*** : seleccione alimentos a la parrilla, al vapor o salteados con un mínimo de especias para limitar la posibilidad de acumulación de histamina durante la cocción.

- ***Evite los alimentos fritos y añejos*** : Evite los productos fritos y las carnes, quesos y alimentos fermentados añejos, que pueden tener mayores cantidades de histamina.

5. Selecciones BYO: traiga sus propios ingredientes:

- Considere llevar refrigerios o condimentos bajos en histamina a reuniones sociales o restaurantes para mejorar sus selecciones de comidas y asegurarse de tener alternativas adecuadas disponibles.

- ***Empaque refrigerios de emergencia*** : Lleve refrigerios portátiles y no perecederos, como almendras, semillas, frutas o pasteles de arroz, para tenerlos a mano en caso de que las alternativas de comidas aceptables sean limitadas.

6. Practique el control y la moderación de las porciones:

- ***Escuche a su cuerpo*** : preste atención al tamaño de las porciones y a cómo reacciona su cuerpo a las distintas comidas. Evite consumir en exceso productos con alto contenido de histamina para limitar la posibilidad de reacciones desagradables.
- ***Priorice la calidad sobre la cantidad*** : concéntrese en apreciar porciones más pequeñas de comidas de alta calidad y ricas en nutrientes para complacer su gusto y al mismo tiempo respaldar sus objetivos nutricionales.

7. Planifique con anticipación los eventos sociales:

- ***Comuníquese con los anfitriones*** : informe a los anfitriones u organizadores de eventos con anticipación sobre su sensibilidad a la histamina y sus demandas dietéticas. Ofrézcase a ofrecerle una comida o proponga ideas de alimentos bajos en histamina que se ajusten a sus necesidades.
- ***Examine el menú*** : si asiste a un evento con servicio de catering o a una reunión en un restaurante,

pregunte sobre las selecciones del menú y sugiera modificaciones o alternativas si es necesario .

8. Prácticas de alimentación consciente:

- ***Reduzca la velocidad y disfrute:*** practique una alimentación consciente disfrutando de cada bocado, masticando suavemente y prestando atención a los sabores, texturas y sensaciones.

- ***Manténgase presente:*** concéntrese en el aspecto social de salir a comer y conectarse con compañeros, cn lugar dc centrarse en la comida. Disfrute de la compañía y la conversación mientras alimenta su cuerpo con las opciones adecuadas.

Al aplicar estas tácticas y responder a sus necesidades dietéticas, podrá negociar comidas fuera de casa y ocasiones sociales con confianza y tener experiencias culinarias importantes mientras controla la sensibilidad a la histamina. Recuerde promover la comunicación abierta, la flexibilidad y el cuidado personal para que las comidas sean alegres e inclusivas para todos los involucrados.

Capítulo 4

Factores del estilo de vida e intolerancia a la histamina

- Técnicas de manejo del estrés

Vivir con sensibilidad a la histamina puede ser difícil, ya que el estrés suele exacerbar los síntomas y socavar el bienestar general. La implementación de prácticas proactivas de manejo del estrés puede ayudar a las personas a lidiar con las exigencias de la vida cotidiana y al mismo tiempo evitar los síntomas relacionados con la histamina. Aquí hay muchas maneras a considerar:

1. **Meditación de atención plena:**

- **Practique la meditación diaria** : dedique tiempo cada día a la meditación de atención plena para calmar la mente, reducir los niveles de estrés y crear una sensación de serenidad interior.
- **Concéntrese en el momento presente** : participe en técnicas de atención plena que aumenten la conciencia del momento presente, como la respiración profunda, el escaneo corporal y las imágenes guiadas.

2. Ejercicios de respiración profunda:

- Respiración Diafragmática: Practique métodos de respiración profunda para desencadenar la respuesta de relajación del cuerpo y contrarrestar las consecuencias fisiológicas del estrés. Concéntrese en respiraciones tranquilas y rítmicas que expandan el diafragma y fomenten la relajación.

- Incorpore pausas en la respiración: haga pequeñas pausas a lo largo del día para participar en ejercicios de respiración profunda, especialmente durante períodos de mayor estrés o tensión.

3. Actividad Física y Ejercicio:

- Elija actividades suaves: participe en actividades de bajo impacto como yoga, tai chi, pasear o nadar para inducir la relajación, liberar el estrés y mejorar el bienestar general.

- Priorice la constancia: establezca un régimen de ejercicio regular que se ajuste a su horario y preferencias, con el objetivo de realizar al menos 30 minutos de actividad moderada la mayoría de los días de la semana.

4. Prácticas Mente-Cuerpo:

- Yoga y Pilates: participe en sesiones de yoga o Pilates que enfaticen movimientos suaves, estiramientos y métodos de atención plena para desarrollar la conciencia corporal y promover el alivio del estrés.

- Relajación Muscular Progresiva: Practicar técnicas de relajación muscular progresiva para tensar y liberar gradualmente grupos de músculos de todo el cuerpo, produciendo calma física y mental.

5. Hábitos de estilo de vida saludables:

- Priorice el sueño: mantenga un horario de sueño regular y establezca un ambiente de sueño agradable que favorezca la relajación y la renovación. Trate de dormir bien entre 7 y 9 horas cada noche.

- Nutrición e hidratación: alimente su cuerpo con buenas comidas bajas en histamina y manténgase hidratado durante todo el día para promover un rendimiento físico y mental óptimo.

6. Cultive relaciones de apoyo:

- Busque apoyo: conéctese con amigos, familiares o grupos de apoyo que comprendan y comprendan su proceso de sensibilidad a la histamina. Comparta sus experiencias y obtenga asistencia emocional cuando sea necesario.

- Participar en actividades significativas: participar en actividades sociales, pasatiempos e intereses que ofrezcan placer, satisfacción y un sentimiento de pertenencia.

6. *Gestión del tiempo y límites:*

- Establezca metas realistas: priorice las tareas y responsabilidades, creando objetivos manejables y manteniendo expectativas realistas para usted mismo .

- Establezca límites: aprenda a decir no a compromisos y deberes excesivos que generan estrés y sobrecarga. Honra tus limitaciones y lucha por tus necesidades.

- Sueño y ejercicio para la sensibilidad a la histamina

Los patrones de sueño equilibrados y el ejercicio físico regular desempeñan un papel crucial a la hora de controlar la sensibilidad a la histamina y favorecer el bienestar general. Implementar buenos patrones de sueño y participar en rutinas de ejercicio adecuadas puede ayudar a reducir los síntomas, aumentar la función inmune y mejorar la calidad de vida. A continuación se presentan técnicas para maximizar el sueño y el ejercicio en personas con sensibilidad a la histamina:

Manejo del sueño:

Establezca un horario de sueño constante:

- Trate de mantener un ciclo normal de sueño-vigilia acostándose y levantándose a la misma hora todos los días, especialmente los fines de semana.
- La constancia ayuda a regular los ritmos circadianos y favorece los patrones de sueño reparadores.

Cree un ambiente de sueño reparador:

- Diseñe su dormitorio para dormir al máximo manteniéndolo fresco, oscuro y silencioso.
- Considere la posibilidad de utilizar cortinas opacas, generadores de ruido blanco o tapones para los oídos para limitar las molestias y crear un ambiente adecuado para dormir.

Limite la exposición a estimulantes y dispositivos electrónicos:

- Evite el café, la nicotina y las actividades estimulantes cerca de la hora de acostarse, ya que pueden interferir con el inicio y la calidad del sueño.
- Reduzca el tiempo frente a la pantalla y la exposición a la luz azul de los dispositivos electrónicos al menos

una hora antes de dormir para fomentar la síntesis natural de melatonina.

Practica técnicas de relajación:

- Relájese antes de acostarse con actividades tranquilas como lectura, estiramientos moderados, meditación o ejercicios de respiración profunda.
- Incorpora métodos de relajación en tu rutina nocturna para comunicarle a tu cuerpo que es hora de relajarse y prepararse para dormir.

Abordar los trastornos subyacentes del sueño:

- Si tiene alteraciones crónicas del sueño o insomnio, hable con un médico para evaluar y controlar los problemas subyacentes del sueño, como la apnea del sueño, el síndrome de piernas inquietas o el insomnio.

Pautas de ejercicio:

Elija actividades de bajo impacto:

- Opte por ejercicios de bajo impacto como caminar, andar en bicicleta, nadar o hacer yoga moderado para disminuir la tensión en las articulaciones y los músculos y al mismo tiempo aumentar la salud cardiovascular y la flexibilidad.
- Seleccione actividades que le gusten y que pueda continuar en el tiempo sin aumentar los síntomas relacionados con la histamina.

Aumente gradualmente la intensidad y la duración:

- Comience con sesiones de entrenamiento más cortas y aumente progresivamente la intensidad y la duración a medida que aumente su nivel de condición física.
- Escuche las señales de su cuerpo y adapte la intensidad o duración del ejercicio para evitar el esfuerzo excesivo y limitar el peligro de respuestas de histamina.

Incorporar entrenamiento de fuerza y ejercicios de flexibilidad:

- Incluya ejercicios de entrenamiento de fuerza utilizando el peso corporal, bandas de resistencia o pesas pequeñas para aumentar la fuerza muscular y promover la estabilidad de las articulaciones.
- Incorpore ejercicios de flexibilidad y regímenes de estiramiento para mejorar el rango de movimiento, disminuir la tensión muscular y evitar lesiones.

Sea consciente de los desencadenantes ambientales:

- Elija áreas de entrenamiento con una calidad de aire aceptable y exposición limitada a alérgenos, contaminación e irritantes que puedan inducir sensibilidad a la histamina.
- Considere opciones de interiores durante las temporadas con mucho polen o contaminación para limitar la posible exposición a alergias durante las actividades al aire libre.

Escuche a su cuerpo:

- Preste atención a cómo reacciona su cuerpo al ejercicio y modifique su régimen de manera adecuada.
- Honre sus niveles de energía y descanse cuando sea necesario, brindando el tiempo adecuado para la recuperación y regeneración entre sesiones.

- Desencadenantes ambientales a evitar

Para las personas con sensibilidad a la histamina, minimizar la exposición a los desencadenantes ambientales es esencial para controlar los síntomas y mantener una salud óptima. Ser consciente de los posibles desencadenantes en el medio ambiente puede ayudar a mitigar las reacciones relacionadas con la histamina y promover el bienestar general. Estos son los desencadenantes ambientales comunes que se deben evitar:

1. Alérgenos:

- **Polen y moho:** limite la exposición a alérgenos exteriores como el polen y las esporas de moho, especialmente durante las temporadas altas de polen o en ambientes húmedos y propensos al moho.

- **Ácaros del polvo:** Tome medidas para reducir los ácaros del polvo en espacios interiores mediante el uso de fundas de almohadas y colchones a prueba de alérgenos, pasando la aspiradora con regularidad y manteniendo niveles bajos de humedad.

2. Irritantes en el aire:

- **Humo y contaminación:** evite la exposición al humo del tabaco, las emisiones de vehículos y los contaminantes industriales, que pueden exacerbar los síntomas respiratorios y desencadenar reacciones a la histamina.

- **Olores fuertes:** Manténgase alejado de olores químicos fuertes, perfumes, ambientadores y productos de limpieza del hogar que puedan contener compuestos orgánicos volátiles (COV) que se sabe que inducen la liberación de histamina.

3. Alérgenos y sensibilidades alimentarias:

- **Alimentos con alto contenido de histamina:** identifique y evite los alimentos con alto contenido de histamina o que desencadenan la liberación de histamina en personas sensibles. Los culpables comunes incluyen quesos añejos, alimentos fermentados, carnes procesadas y bebidas alcohólicas.

- **Aditivos alimentarios:** tenga cuidado con los aditivos alimentarios como conservantes artificiales, potenciadores del sabor (p. ej., glutamato monosódico) y colorantes artificiales, que pueden exacerbar la sensibilidad a la histamina en algunas personas.

4. Temperaturas y humedad extremas:

- **Temperaturas extremas:** minimice la exposición al calor o al frío extremos, ya que las fluctuaciones de temperatura pueden desencadenar síntomas relacionados con la histamina en personas susceptibles.

- **Alta humedad:** tenga en cuenta los niveles de humedad interior, ya que la humedad excesiva puede promover el crecimiento de moho y la acumulación de alérgenos. Utilice deshumidificadores y ventilación adecuada para mantener una calidad óptima del aire interior.

5. Estrés y desencadenantes emocionales:

- **Estrés psicológico:** controle el estrés mediante técnicas de relajación, prácticas de atención plena y actividades para reducir el estrés para prevenir la liberación de hormonas del estrés que pueden exacerbar la sensibilidad a la histamina.

- **Desencadenantes emocionales:** identifique y aborde los desencadenantes emocionales como la ansiedad, la ira o la tristeza que pueden contribuir a los síntomas relacionados con la histamina. Busque apoyo de profesionales de la salud mental o grupos de apoyo según sea necesario.

6. Picaduras y picaduras de insectos:

- **Medidas a evitar:** Tome precauciones para evitar picaduras y picaduras de insectos usando ropa protectora, repelentes de insectos y evitando áreas con alta actividad de insectos, especialmente durante las temporadas altas.

- **Tratamiento inmediato:** si le pica o muerde, retire rápidamente el aguijón (si corresponde) y aplique las medidas de primeros auxilios adecuadas para reducir la inflamación y minimizar la liberación de histamina.

7. Medicamentos y sensibilidades químicas:

- **Alergias a medicamentos:** tenga en cuenta las posibles alergias y reacciones adversas a medicamentos, incluidas las relacionadas con medicamentos de venta libre, antibióticos y antiinflamatorios no esteroides (AINE).

- **Sensibilidades químicas:** minimice la exposición a productos químicos, solventes y toxinas ambientales que se encuentran en productos de cuidado personal, cosméticos y limpiadores domésticos. Opte por alternativas hipoalergénicas y sin fragancia siempre que sea posible.

Al identificar y evitar de manera proactiva los desencadenantes ambientales, las personas con sensibilidad a la histamina pueden reducir la frecuencia y la gravedad de los síntomas, mejorar la calidad de vida y controlar mejor su afección.

Capítulo 5

Suplementos y Remedios Naturales

- **Vitaminas y minerales para apoyar el metabolismo de la histamina**

El metabolismo de la histamina es un proceso complejo que involucra varias enzimas y cofactores que ayudan a regular los niveles de histamina en el cuerpo. Ciertas vitaminas y minerales desempeñan un papel fundamental en el apoyo al metabolismo de la histamina y en la promoción del funcionamiento óptimo de las vías relacionadas con la histamina. Estos son los nutrientes clave que pueden favorecer el metabolismo de la histamina:

1. Vitamina C:

- **Función:** La vitamina C actúa como un antihistamínico y antioxidante natural, ayudando a estabilizar los mastocitos y reducir la liberación de histamina.

- **Fuentes alimenticias:** Frutas cítricas (naranjas, limones, limas), fresas, kiwi, pimientos morrones, brócoli y verduras de hojas verdes.

2. Vitamina B6 (piridoxina):

- **Papel:** La vitamina B6 participa en la conversión de histidina (un aminoácido) en histamina y ayuda a regular los niveles de histamina en el cuerpo.

- **Fuentes alimenticias:** pollo, pavo, pescado, patatas, plátanos, garbanzos, semillas de girasol y cereales fortificados.

3. Vitamina B12 (cobalamina):

- **Papel:** La vitamina B12 apoya los procesos de metilación implicados en el metabolismo de la histamina y puede ayudar a modular los niveles de histamina.

- **Fuentes alimenticias:** productos animales como carne, pescado, huevos y lácteos, así como alimentos vegetales enriquecidos como levadura nutricional y algunos cereales.

4. Magnesio:

- **Papel:** El magnesio apoya la actividad de la DAO (diamina oxidasa), una enzima responsable de descomponer la histamina en el intestino.

- **Fuentes alimenticias:** Espinacas, col rizada, acelgas, almendras, anacardos, aguacate, plátanos y legumbres (frijoles, lentejas).

5. Zinc:

- **Papel:** El zinc participa en la regulación de la liberación de histamina de los mastocitos y apoya el funcionamiento de los receptores de histamina.

- **Fuentes alimenticias:** ostras, carnes rojas, aves, mariscos, semillas de calabaza, semillas de sésamo, garbanzos y lentejas.

6. Quercetina :

- **Role:** La quercetina es un flavonoide con propiedades antiinflamatorias que pueden ayudar a estabilizar los mastocitos e inhibir la liberación de histamina.

- **Fuentes alimenticias:** Manzanas, cebollas, frutas cítricas, bayas, uvas, alcaparras, perejil, col rizada y brócoli.

7. Ácidos grasos omega-3:

- **Papel:** Los ácidos grasos omega-3 ayudan a modular las respuestas inflamatorias y pueden reducir la producción de histamina proinflamatoria.

- **Fuentes alimenticias:** Pescado graso (salmón, caballa, sardinas), semillas de lino, semillas de chía, nueces, semillas de cáñamo y suplementos a base de algas.

8. Probióticos:

- **Función:** Los probióticos promueven la salud intestinal y pueden ayudar a mantener el equilibrio de las bacterias intestinales involucradas en el metabolismo de la histamina y la regulación inmune.

- **Fuentes alimenticias:** Alimentos fermentados como yogur, kéfir, chucrut, kimchi , miso y kombucha .

9. Cobre:

- **Papel:** El cobre es un cofactor de la actividad de la enzima DAO, que es esencial para descomponer la histamina en el tracto digestivo.

- **Fuentes alimenticias:** Vísceras (hígado, riñones), mariscos (ostras, cangrejo), nueces (anacardos, almendras), semillas (sésamo, girasol) y cacao.

10. Selenio:

- **Papel:** El selenio apoya las defensas antioxidantes y puede ayudar a regular las respuestas inmunes relacionadas con la liberación de histamina.

- **Fuentes alimenticias:** nueces de Brasil, mariscos (ostras, atún, camarones), semillas de girasol, huevos y champiñones.

▪ Remedios herbarios para aliviar las alergias

Los remedios a base de hierbas se han utilizado durante siglos para aliviar los síntomas de las alergias y promover la salud respiratoria. Si bien las investigaciones sobre su eficacia varían, se cree que muchas hierbas poseen propiedades antiinflamatorias, antihistamínicas y moduladoras del sistema inmunológico que pueden aliviar los síntomas de la alergia. A continuación se muestran algunos remedios a base de hierbas que se utilizan comúnmente para aliviar las alergias:

1. Ortiga (Urtica) dioica):

- **Beneficios:** la ortiga es rica en compuestos bioactivos que pueden ayudar a reducir la inflamación alérgica y la liberación de histamina.

- **Formas:** La hoja de ortiga se puede consumir en forma de té, tintura o cápsulas. También se puede utilizar fresco o seco para cocinar.

2. Petasita (petasites) híbrido):

- **Beneficios:** El extracto de petasita puede ayudar a aliviar los síntomas de la rinitis alérgica al reducir la inflamación y bloquear los receptores de histamina.

- **Formas:** Los suplementos de Butterbur están disponibles en cápsulas o tabletas. Asegúrese de que el producto esté etiquetado como "libre de PA" para evitar una posible toxicidad hepática.

3. Quercetina :

- **Beneficios:** La quercetina es un flavonoide con propiedades antioxidantes y antiinflamatorias que pueden ayudar a estabilizar los mastocitos y reducir la liberación de histamina.

- **Fuentes:** Se encuentra naturalmente en alimentos como cebollas, manzanas, frutas cítricas, bayas y verduras de hojas verdes. También disponible en forma de suplemento.

4. Cúrcuma (Curcuma longa):

- **Beneficios:** La cúrcuma contiene curcumina , un compuesto conocido por sus efectos antiinflamatorios e inmunomoduladores, que puede ayudar a aliviar los síntomas de la alergia.

- **Formas:** La cúrcuma se puede consumir como especia para cocinar, como suplemento o como té de cúrcuma.

5. Jengibre (Zingiber officinale):

- **Beneficios:** El jengibre tiene propiedades antiinflamatorias y antioxidantes que pueden ayudar a aliviar los síntomas de las alergias, incluida la congestión nasal y las molestias respiratorias.

- **Formas:** El jengibre fresco se puede rallar y dejar en remojo para hacer té.

6. Equinácea (Echinacea purpurea):

- **Beneficios:** Se cree que la equinácea apoya la función inmune y reduce la gravedad y la duración de las infecciones del tracto respiratorio superior, incluidas las relacionadas con las alergias.

- **Formas:** Los suplementos de equinácea están disponibles en cápsulas, tabletas y tinturas.

7. Raíz de regaliz (Glycyrrhiza glabra):

- **Beneficios:** La raíz de regaliz tiene propiedades antiinflamatorias y antivirales que pueden ayudar a calmar las membranas mucosas irritadas y aliviar los síntomas de las alergias.

- **Formas:** El té, las cápsulas o las tinturas de raíz de regaliz se usan comúnmente para aliviar las alergias.

8. Menta (Mentha piperita):

- **Beneficios:** La menta contiene mentol, que puede ayudar a aliviar la congestión nasal y calmar las vías respiratorias irritadas asociadas con las alergias.

- **Formas:** té de menta, aceite esencial (para aromaterapia o inhalación de vapor) o cápsulas.

9. Ginkgo Biloba :

- **Beneficios: El extracto de** Ginkgo biloba puede tener propiedades antiinflamatorias y antioxidantes que ayudan a reducir los síntomas de alergia y mejorar la circulación.

- **Formas: Los suplementos** de Ginkgo biloba están disponibles en forma de cápsulas o tabletas.

10. Manzanilla (Matricaria manzanilla):

- **Beneficios:** La manzanilla tiene propiedades antiinflamatorias y antihistamínicas que pueden ayudar a aliviar los síntomas de la alergia y promover la relajación.

- **Presentaciones:** Té de manzanilla, cápsulas o aceite esencial para aromaterapia.

Si bien los remedios a base de hierbas pueden ofrecer alivio a algunas personas, es importante consultar con un profesional de la salud antes de comenzar cualquier tratamiento a base de hierbas, especialmente si tiene problemas de salud subyacentes o está tomando medicamentos. Además, tenga en cuenta las posibles alergias o interacciones con otros medicamentos cuando utilice suplementos a base de hierbas.

- Probióticos y salud intestinal

Comprender la conexión entre los probióticos y la salud intestinal con los probióticos

El microbioma del intestino, que está formado por miles de millones de bacterias que viven en el sistema gastrointestinal, es un componente extremadamente importante en el proceso de preservar la salud y el bienestar general de las personas. Existe evidencia de que los probióticos, que son bacterias útiles que se pueden encontrar en algunos alimentos y suplementos, pueden ayudar a mantener una flora intestinal saludable y contribuir a una variedad de procesos fisiológicos.

Aquí se presenta una investigación de la relación entre los probióticos y la salud del intestino:

- Los probióticos ayudan a mantener un equilibrio saludable de bacterias beneficiosas en el intestino, que es necesario para la digestión normal, la absorción de nutrientes y la función inmunológica. Otro beneficio de los probióticos es que ayudan a preservar el equilibrio microbiano.
- -! Como resultado de su competencia con patógenos peligrosos por los recursos y el espacio, pueden inhibir el desarrollo de bacterias dañinas y evitar la disbiosis , que se clasifica como un desequilibrio de los microorganismos.

2. Mejora de la función digestiva:

- Los probióticos crean enzimas que ayudan en la descomposición de carbohidratos, proteínas y lípidos, promoviendo una digestión y absorción de nutrientes efectivas. –
- Además de esto, ayudan en la regulación de las deposiciones y el alivio de los síntomas asociados con enfermedades digestivas como el síndrome del intestino irritable (SII) y el estreñimiento.

3. Respaldo de la función inmune:

- Un gran porcentaje del sistema inmunológico del cuerpo está situado en el tejido linfoide asociado al intestino (GALT), donde los probióticos interactúan con las células inmunes y modifican las respuestas inmunológicas.

- Los probióticos ayudan a fortalecer la barrera intestinal, reduciendo el paso de sustancias químicas tóxicas y patógenos a la circulación.

4. *Reducir la inflamación:*

- Ciertas cepas de probióticos tienen capacidades antiinflamatorias y pueden ayudar a aliviar la inflamación crónica en el estómago y otras regiones del cuerpo.
- Se ha sugerido que los probióticos pueden mejorar los síntomas de los trastornos inflamatorios intestinales (EII) y otras dolencias inflamatorias. Esto se logra mediante la regulación de las citoquinas inflamatorias y la promoción de la tolerancia inmunológica.

5. *Mejorando la salud mental:*

- El eje intestino-cerebro, una red de comunicación bidireccional entre el estómago y el cerebro, desempeña un papel fundamental en la salud mental y el bienestar emocional.
- Los probióticos aumentan la síntesis de neurotransmisores, controlan las hormonas del estrés y modifican las vías cerebrales, posiblemente mejorando los trastornos del estado de ánimo como la tristeza y la ansiedad.

6. *Manejo de reacciones alérgicas:*

- Los probióticos ayudan a controlar las respuestas inmunes y minimizar el riesgo de reacciones alérgicas al mejorar la tolerancia inmunológica y modificar las vías inflamatorias.

- Pueden ser especialmente eficaces para evitar o tratar los síntomas de rinitis alérgica, eccema y alergias alimentarias.

7. *Mejora de la absorción de nutrientes:*

- Los probióticos aumentan la biodisponibilidad de ciertos nutrientes, incluidas vitaminas, minerales y fitonutrientes, al promover su absorción y uso en el intestino.

- También ayudan a metabolizar los componentes de los alimentos y transformarlos en formas bioactivas que el cuerpo absorbe más fácilmente.

8. *Apoyando la salud metabólica:*

- La evidencia emergente muestra que los probióticos pueden tener un papel en la salud metabólica al afectar el metabolismo de la glucosa, el perfil de lípidos y el control del peso corporal.

- Ciertas cepas de probióticos se han relacionado con mejoras en la sensibilidad a la insulina, los niveles de colesterol e indicadores del síndrome metabólico.

Incorporar a tu dieta alimentos ricos en probióticos como yogur, kéfir, chucrut, kimchi y kombucha ayudará a desarrollar una microbiota intestinal saludable . Además, las píldoras probióticas que contienen cepas particulares pueden ser efectivas para tratar ciertas condiciones de salud o mejorar la salud intestinal en general. Sin embargo, es vital comprar productos probióticos de alta calidad con cepas basadas en evidencia y hablar con un profesional de la salud para obtener recomendaciones específicas dirigidas a sus requisitos y objetivos de salud únicos. Al alimentar su microbiota intestinal con probióticos y adoptar una dieta equilibrada rica en fibra y minerales, puede mejorar la función digestiva, promover la resiliencia inmunológica y aumentar la salud y la vitalidad en general.

Capítulo 6

Seguimiento del progreso y manejo de los síntomas

Llevar un diario de alimentos y síntomas

Llevar un diario de alimentos y síntomas es una herramienta valiosa para identificar posibles desencadenantes, comprender patrones y controlar diversas afecciones de salud, incluidas alergias, intolerancias, trastornos digestivos y enfermedades autoinmunes. Aquí hay una guía sobre cómo mantener un diario de alimentos y síntomas de manera efectiva:

1. Elija un formato:

- Seleccione un formato de diario que se adapte a sus preferencias y estilo de vida. Las opciones incluyen cuadernos tradicionales, aplicaciones digitales o plantillas en línea diseñadas específicamente para realizar un seguimiento de la ingesta de alimentos y los síntomas.

2. Registre la ingesta de alimentos:

- Anota todo lo que comes y bebes a lo largo del día, incluidos el tamaño de las porciones, los ingredientes y los métodos de cocción. Sea lo más detallado posible para capturar con precisión sus hábitos alimentarios.

3. Documente los síntomas:

- Registre cualquier síntoma o reacción que experimente, como hinchazón, dolor abdominal, fatiga, dolores de cabeza, erupciones cutáneas o problemas respiratorios. Tenga en cuenta la gravedad, la duración y el momento de cada síntoma.

4. Tenga en cuenta el momento y el contexto:

- Documente la hora del día en que consume comidas y refrigerios, así como cualquier factor contextual relevante, como niveles de estrés, actividad física, uso de medicamentos y exposiciones ambientales.

5. Sea consistente:

- Haga de llevar un diario un hábito diario para garantizar la coherencia y precisión en el seguimiento de la ingesta de alimentos y los síntomas. Reserva un tiempo cada día para actualizar tu diario y reflexionar sobre tus observaciones.

6. Utilice lenguaje descriptivo:

- Utilice un lenguaje descriptivo para describir sus síntomas y cómo afectan su vida diaria. Incluya detalles sobre la intensidad, ubicación y características específicas de cada síntoma.

7. Identificar patrones:

- Revise las entradas de su diario con regularidad para identificar posibles patrones o correlaciones entre sus elecciones de alimentos y sus síntomas. Busque tendencias en la aparición, duración y gravedad de los síntomas en relación con alimentos o bebidas específicos.

8. Experimente con la eliminación:

- Considere la posibilidad de realizar dietas de eliminación estructuradas o eliminar de su dieta los alimentos que se sospecha que son desencadenantes, según los hallazgos de su diario. Monitoree los cambios en los síntomas y evalúe la efectividad de las modificaciones dietéticas a lo largo del tiempo.

9. Busque orientación profesional:

- Consulte con un profesional de la salud, un dietista registrado o un alergólogo para obtener orientación y apoyo a la hora de interpretar los datos de su diario, identificar los alimentos desencadenantes y desarrollar estrategias dietéticas personalizadas.

10. Sea paciente y persistente:

- Reconozca que identificar los desencadenantes alimentarios y controlar los síntomas puede requerir tiempo, paciencia y perseverancia. Esté abierto a la experimentación y dispuesto a adaptar su enfoque en función de observaciones y comentarios continuos.

11. Monitorear el progreso:

- Realice un seguimiento de su progreso a lo largo del tiempo y celebre pequeñas victorias a lo largo del camino. Observe mejoras en los síntomas, los niveles de energía y el bienestar general a medida que realiza cambios informados en su dieta y ajustes en su estilo de vida.

12. Manténgase atento y reflexivo:

- Utilice su diario de alimentos y síntomas como herramienta para la autoconciencia y la atención plena. Preste atención a cómo los diferentes alimentos y factores de estilo de vida afectan su cuerpo y sus emociones, y tome decisiones informadas en consecuencia.

Llevar un diario de alimentos y síntomas le permite desempeñar un papel activo en el manejo de su salud y tomar decisiones informadas sobre su dieta y estilo de vida. Al fomentar una mayor conciencia de las respuestas de su cuerpo a diversos alimentos y factores ambientales, puede optimizar su nutrición, minimizar las molestias y mejorar su calidad de vida en general.

Reconocer los brotes y gestionar las reacciones

1. ***Conozca sus desencadenantes:*** identifique los desencadenantes típicos que aumentan sus síntomas, como comidas específicas, alergias ambientales, estrés, fluctuaciones hormonales o variables del estilo de vida.

Mantenga una nota cuidadosa de sus factores desencadenantes y analice las tendencias en los brotes de síntomas para comprender mejor las respuestas de su cuerpo.

2. Reconozca las primeras señales de advertencia : preste atención a cambios menores en su cuerpo y emociones que puedan indicar un brote o una respuesta próxima.

Los indicadores de alerta temprana comunes incluyen cansancio, cambios de humor, dolor de estómago, irritación de la piel, congestión o rigidez de las articulaciones.

3. *Manténgase informado* : infórmese sobre su problema de salud, incluidas sus causas, síntomas y opciones de tratamiento.

Manténgase actualizado sobre investigaciones pertinentes, opciones de tratamiento y comportamientos de autocuidado recomendados por expertos en atención médica.

4. Desarrolle métodos de afrontamiento: cree una caja de herramientas de métodos de afrontamiento que le ayuden a manejar el estrés, la preocupación y el malestar emocional, que pueden provocar exacerbaciones de síntomas.

Practique métodos de relajación, meditación de atención plena, ejercicios de respiración profunda e imágenes guiadas para aumentar la tranquilidad y la resiliencia.

5. Implementar modificaciones en el estilo de vida: Adoptar prácticas de estilo de vida saludables que mejoren el bienestar general y reduzcan la posibilidad de que se produzcan brotes de síntomas.

Priorice el sueño adecuado, el ejercicio físico regular, la dieta equilibrada, la hidratación y el manejo del estrés para mejorar la capacidad de su cuerpo para lidiar con los factores desencadenantes y el estrés.

6. Mantenga la adherencia al medicamento : siga el plan de tratamiento y el régimen de medicamentos recomendados según las instrucciones de su médico.

Tome medicamentos con regularidad y respete las dosis, los horarios y las precauciones específicas para controlar los síntomas con éxito y evitar los brotes.

7. Cree un plan de emergencia : desarrolle un plan de emergencia completo que describa los procedimientos a seguir en caso de una reacción grave o emergencia médica.

Lleve medicamentos de emergencia, como autoinyectores de epinefrina para alergias graves, y asegúrese de que los familiares, cuidadores y colegas estén informados sobre su plan de acción de emergencia.

8. *Busque apoyo:* comuníquese con amigos, familiares, grupos de apoyo o comunidades en línea para obtener apoyo emocional, aliento y orientación práctica.

Conéctese con expertos en atención médica, incluidos médicos de atención primaria, especialistas, terapeutas y dietistas registrados, que pueden brindarle consejos personalizados y alternativas de tratamiento.

9. *Practica la autocompasión* : sé amable contigo mismo y comprende que tratar problemas de salud crónicos conlleva altibajos.

Practica la autocompasión, la paciencia y la resiliencia mientras enfrentas los obstáculos de vivir con estallidos y respuestas.

10. *Monitorear el progreso y los ajustes:*

Realice un seguimiento de sus síntomas, resultados del tratamiento y ajustes en el estilo de vida a lo largo del tiempo para evaluar el progreso y descubrir áreas de mejora.

Esté abierto a realizar revisiones de su plan de gestión en función de sus crecientes requisitos, preferencias y aportaciones de los profesionales de la salud.

Trabajar con profesionales de la salud

Trabajar en colaboración con los profesionales de la salud es esencial para gestionar eficazmente las condiciones de salud, abordar las inquietudes y optimizar el bienestar general. A continuación se presentan algunas estrategias clave para fomentar relaciones positivas y productivas con los proveedores de atención médica:

1. Comunicación abierta:

- Mantenga una comunicación abierta y honesta con sus proveedores de atención médica, compartiendo información relevante sobre su historial médico, síntomas, inquietudes y preferencias de tratamiento.

- Sea proactivo al hacer preguntas, buscar aclaraciones y expresar cualquier incertidumbre o ansiedad sobre su condición de salud o plan de tratamiento.

2. Participación Activa:

- Asuma un papel activo en su atención médica participando activamente en discusiones, procesos de toma de decisiones y planificación de tratamientos con su equipo de atención médica.

- Defienda sus necesidades, preferencias y objetivos, y colabore con proveedores de atención médica para desarrollar planes de atención personalizados adaptados a sus circunstancias individuales.

3. Haga preguntas:

- No dude en hacer preguntas sobre su diagnóstico, opciones de tratamiento, posibles efectos secundarios y resultados a largo plazo.

- Busque aclaraciones sobre la terminología médica, los protocolos de tratamiento y las modificaciones recomendadas en el estilo de vida para garantizar una comprensión clara de su plan de atención médica.

4. Comparta inquietudes y comentarios:

- Exprese cualquier inquietud, desafío o reacción adversa que pueda experimentar durante el tratamiento y brinde comentarios constructivos a sus proveedores de atención médica.

- Analice cualquier cambio en los síntomas, la eficacia de los medicamentos o la calidad de vida que pueda afectar su estado de salud general y sus objetivos de tratamiento.

5. Siga las recomendaciones de tratamiento:

- Siga las recomendaciones de su proveedor de atención médica, incluidos regímenes de medicamentos, pautas dietéticas, modificaciones en el estilo de vida y citas de seguimiento.

- Comunique cualquier dificultad o barrera que encuentre al cumplir con los planes de tratamiento y trabaje en colaboración con su equipo de atención médica para abordarlas de manera efectiva.

6. Busque segundas opiniones:

- No dude en buscar segundas opiniones o consultar con especialistas si tiene inquietudes médicas no resueltas, condiciones de salud complejas u opciones de tratamiento que requieren una evaluación adicional.

- Discuta respetuosamente su intención de buscar opiniones adicionales con su proveedor de atención médica primaria para garantizar la transparencia y la continuidad de la atención.

7. Mantener registros médicos:

- Mantenga registros organizados de su historial médico, pruebas de diagnóstico, planes de tratamiento, listas de medicamentos e información de contacto de su proveedor de atención médica.

- Proporcione registros médicos actualizados a su equipo de atención médica durante las citas y consultas para facilitar una atención integral y coordinada.

8. Asista a chequeos periódicos:

- Asista a las citas de seguimiento programadas, exámenes de rutina y visitas de atención médica preventiva según lo recomienden sus proveedores de atención médica.

- Aproveche estas oportunidades para analizar cualquier cambio en su estado de salud, revisar el progreso del tratamiento y abordar inquietudes de salud emergentes.

9. Sea respetuoso y paciente:

- Muestre respeto, aprecio y paciencia hacia sus proveedores de atención médica, reconociendo la complejidad de sus funciones y las exigencias de su profesión.

- Fomente una relación de colaboración y confianza basada en el respeto mutuo, la empatía y un compromiso compartido para lograr sus objetivos de salud y bienestar.

10. Expresar gratitud:

- Exprese gratitud y aprecio por la dedicación, la experiencia y la atención compasiva brindada por su equipo de atención médica.

- Reconozca el impacto positivo de sus esfuerzos para apoyar su viaje hacia la salud y mejorar su calidad de vida.

Capítulo 7

Estrategias de prevención y mantenimiento a largo plazo

Estrategias para prevenir la acumulación de histamina

Prevenir la acumulación de histamina es crucial para las personas que experimentan intolerancia o sensibilidad a la histamina. Al adoptar estrategias dietéticas y de estilo de vida específicas, puede minimizar la acumulación de histamina en el cuerpo y reducir el riesgo de síntomas relacionados con la histamina. A continuación se presentan estrategias efectivas para prevenir la acumulación de histamina:

1. Siga una dieta baja en histamina:

- Limite el consumo de alimentos con alto contenido de histamina, incluidos quesos añejos, carnes curadas, alimentos fermentados (como chucrut y kimchi), pescado ahumado y bebidas alcohólicas (especialmente vino y cerveza).

- Elija alimentos frescos y no procesados y dé prioridad a cocinar en casa utilizando ingredientes frescos para minimizar la exposición a la histamina.

2. Identifique y evite los alimentos desencadenantes:

- Lleve un diario de alimentos para realizar un seguimiento de su ingesta dietética y controlar los posibles alimentos desencadenantes que exacerben los síntomas relacionados con la histamina.

- Preste atención a las sensibilidades y reacciones alimentarias individuales y elimine gradualmente los alimentos desencadenantes de su dieta para determinar su impacto en sus síntomas.

3. Optimice la salud intestinal:

- Apoye un equilibrio saludable de la microbiota intestinal consumiendo alimentos ricos en probióticos como yogur, kéfir, kombucha y vegetales fermentados.

- Incorpore fuentes de fibra prebiótica como frutas, verduras, cereales integrales y legumbres para nutrir las bacterias intestinales beneficiosas y promover la salud digestiva.

4. Maneje los niveles de estrés:

- Practique técnicas de reducción del estrés, como la meditación de atención plena, ejercicios de respiración profunda, yoga o tai chi para mitigar los efectos del estrés sobre los niveles de histamina y la función inmune.

- Priorice las actividades de cuidado personal que promuevan la relajación y el bienestar emocional para reducir la liberación de histamina relacionada con el estrés.

5. Manténgase hidratado:

- Beba una cantidad adecuada de agua a lo largo del día para apoyar los procesos de hidratación y desintoxicación del organismo.

- Limite el consumo de bebidas deshidratantes como bebidas con cafeína y alcohol, que pueden exacerbar los síntomas relacionados con la histamina.

6. Limite los factores liberadores de histamina:

- Minimice la exposición a desencadenantes ambientales que pueden estimular la liberación de histamina, como alérgenos, contaminantes, irritantes químicos y temperaturas extremas.

- Tome precauciones para evitar el contacto con alérgenos e irritantes conocidos y cree un ambiente limpio y libre de alérgenos en su hogar y lugar de trabajo.

7. Considere los suplementos de enzimas DAO:

- Discuta los posibles beneficios de los suplementos de la enzima diaminooxidasa (DAO) con su proveedor de atención médica, especialmente si tiene una deficiencia en la producción de DAO o un metabolismo alterado de la histamina.

- Tome suplementos de DAO según las indicaciones antes de las comidas para ayudar a descomponer la histamina de la dieta y favorecer una digestión óptima.

8. Practica la rotación de alimentos:

- Rote sus elecciones dietéticas y varíe sus selecciones de alimentos para evitar la sobreexposición a alimentos específicos que contienen histamina y minimizar el riesgo de sensibilización e intolerancia.

- Incorpore una amplia gama de frutas, verduras, proteínas y cereales frescos a su dieta para garantizar la diversidad y el equilibrio nutricional.

9. Supervise el uso de medicamentos:

- Tenga en cuenta los medicamentos que pueden exacerbar los síntomas relacionados con la histamina o interferir con el metabolismo de la histamina, como los medicamentos antiinflamatorios no esteroides (AINE) y ciertos antibióticos.

- Consulte con su proveedor de atención médica antes de comenzar o suspender cualquier medicamento para evaluar su impacto potencial en los niveles de histamina y la salud en general.

Reintroducción gradual de alimentos

La reintroducción gradual de alimentos es un enfoque estructurado que se utiliza para identificar los desencadenantes de los alimentos, controlar las sensibilidades y ampliar la variedad dietética mientras se minimiza el riesgo de reacciones adversas. A continuación se explica cómo implementar una reintroducción gradual de manera efectiva:

1. Comience con alimentos bien tolerados:

- Empiece por reintroducir alimentos que generalmente se toleran bien y tienen menos probabilidades de provocar reacciones adversas. Estos pueden incluir alimentos simples y mínimamente procesados, como arroz, pollo, ciertas verduras y frutas.

2. Introduzca un alimento a la vez:

- Introduzca un alimento a la vez, preferiblemente en su forma más simple, sin condimentos añadidos ni ingredientes complejos. Esto le permite aislar el alimento específico y controlar con precisión la respuesta de su cuerpo.

3. Monitorear los síntomas:

- Lleve un diario detallado de alimentos y síntomas para realizar un seguimiento de su ingesta dietética y de cualquier síntoma o reacción asociada. Registre el tipo y la gravedad de los síntomas, así como el momento de su aparición despúes de consumir el alimento reintroducido.

4. Observe durante varios días:

- Deje suficiente tiempo (generalmente 2-3 días) para observar cualquier reacción retardada o efectos acumulativos del alimento reintroducido. Es posible que algunas reacciones no se manifiesten de inmediato y que tarden un tiempo en desarrollarse.

5. Evaluar los niveles de tolerancia:

- Preste mucha atención a la respuesta de su cuerpo y evalúe su nivel de tolerancia al alimento reintroducido. Note cualquier cambio en los niveles de energía, digestión, estado de ánimo, salud de la piel u otros indicadores relevantes de bienestar.

6. Aumente gradualmente la cantidad y la complejidad:

- Si no se producen reacciones adversas, aumentar gradualmente la cantidad y complejidad del alimento reintroducido con el tiempo. Experimente con diferentes métodos de preparación, técnicas de cocina y tamaños de porciones para evaluar los niveles de tolerancia con precisión.

7. Tenga en cuenta los posibles desencadenantes:

- Tenga cuidado al reintroducir alimentos que se sabe que son alérgenos comunes o desencadenantes de sensibilidades, como lácteos, gluten, soja, nueces, huevos y mariscos. Estos alimentos pueden requerir un seguimiento más estrecho y una reintroducción más lenta.

8. Considere la posibilidad de recibir orientación profesional:

- Consulte con un profesional de la salud o un dietista registrado con experiencia en protocolos de reintroducción de alimentos, especialmente si tiene restricciones dietéticas complejas, múltiples sensibilidades alimentarias o afecciones de salud subyacentes.

9. Escuche a su cuerpo:

- Confíe en las señales de su cuerpo y escuche sus comentarios durante todo el proceso de reintroducción. Respete cualquier signo de malestar, inflamación o malestar digestivo ajustando sus elecciones dietéticas en consecuencia.

10. Practica la paciencia y la perseverancia:

- Comprenda que el proceso de reintroducción de alimentos puede ser gradual e iterativo. Puede llevar tiempo identificar las tolerancias individuales, los alimentos desencadenantes y los patrones dietéticos óptimos que respalden su salud y bienestar.

11. Manténgase positivo y flexible:

- Aborde la reintroducción de alimentos con una mentalidad positiva y un espíritu de curiosidad y experimentación. Aproveche la oportunidad de diversificar su dieta y explorar nuevas experiencias culinarias sin dejar de ser flexible y adaptarse a las necesidades de su cuerpo.

12. Celebre las pequeñas victorias:

- Celebre cada reintroducción exitosa y cada hito logrado en el camino. Reconozca su progreso, resiliencia y compromiso para optimizar sus elecciones dietéticas y su salud en general.

Preguntas frecuentes y solución de problemas

Preguntas comunes sobre la dieta antihistamínica

Aquí hay algunas preguntas comunes sobre la dieta antihistamínica junto con sus respuestas:

1. ¿Qué es la Dieta Antihistamina?

La dieta antihistamínica es un enfoque dietético diseñado para minimizar la ingesta de alimentos ricos en histamina y reducir los niveles de histamina en el cuerpo. Su objetivo es aliviar los síntomas asociados con la intolerancia o sensibilidad a la histamina, como dolores de cabeza, urticaria, problemas digestivos y congestión.

2. ¿Qué alimentos debo evitar en la dieta antihistamina?

Los alimentos que se deben evitar en la dieta antihistamínica incluyen quesos añejos, carnes procesadas, alimentos fermentados (p. ej., chucrut, kimchi), bebidas alcohólicas, vinagre, pescado ahumado o curado y ciertos aditivos alimentarios como sulfitos y conservantes artificiales. Estos alimentos tienen un alto contenido de histamina o pueden desencadenar la liberación de histamina en el cuerpo.

3. ¿Puedo comer frutas y verduras frescas con la dieta antihistamínica?

Sí, muchas frutas y verduras frescas se consideran seguras en la dieta antihistamínica. Sin embargo, algunas personas pueden ser sensibles a ciertas frutas y verduras debido a su contenido natural de histamina o su capacidad para desencadenar la liberación de histamina. Es importante controlar la respuesta de su cuerpo y elegir variedades que sean bien toleradas.

4. ¿Existe algún suplemento que pueda ayudar con la intolerancia a la histamina?

Algunas personas con intolerancia a la histamina pueden beneficiarse de suplementos que apoyan el metabolismo de la histamina o reducen las respuestas alérgicas. Estos pueden incluir suplementos de la enzima diaminooxidasa (DAO), quercetina , vitamina C y ciertos probióticos. Sin embargo, es esencial consultar con un profesional de la salud antes de comenzar con cualquier suplemento nuevo.

5. ¿Cuánto tiempo debo seguir la dieta antihistamínica?

La duración de la dieta antihistamínica varía según las necesidades, los síntomas y los niveles de tolerancia individuales. Algunas personas pueden seguir la dieta durante algunas semanas para identificar los desencadenantes y aliviar los síntomas agudos, mientras que otras pueden optar por adoptarla como un cambio de estilo de vida a largo plazo. Es esencial escuchar a su cuerpo y realizar ajustes en función de sus necesidades de salud específicas.

6. ¿Puedo comer alimentos fermentados con la dieta antihistamínica?

Los alimentos fermentados generalmente se evitan en la dieta antihistamínica porque pueden contener altos niveles de histamina y pueden exacerbar los síntomas en personas con intolerancia a la histamina. Sin embargo, algunas personas pueden tolerar pequeñas cantidades de alimentos fermentados o elegir variedades con bajo contenido de histamina, como el yogur fresco o el kéfir elaborado con leche pasteurizada.

7. ¿La dieta antihistamínica es adecuada para todos?

La dieta antihistamínica puede beneficiar a las personas con intolerancia o sensibilidad a la histamina, pero puede no ser adecuada para todos. Las mujeres embarazadas o en período de lactancia, los niños, las personas con determinadas afecciones médicas o quienes toman medicamentos específicos deben consultar con un profesional de la salud antes de realizar cambios dietéticos importantes. Además, es posible que algunas personas no experimenten un alivio significativo de los síntomas solo con modificaciones en la dieta y pueden requerir evaluación y tratamiento médicos adicionales.

8. ¿Puedo Reintroducir Alimentos Después de Seguir la Dieta Antihistamina?

Sí, reintroducir alimentos después de seguir la dieta antihistamínica es posible, pero debe hacerse de forma paulatina y con un cuidadoso seguimiento de los síntomas. Preste atención a la respuesta de su cuerpo al reintroducir alimentos e identifique cualquier desencadenante o sensibilidad que pueda contribuir a la intolerancia a la histamina. Es esencial trabajar con un profesional de la salud o un dietista registrado para desarrollar un plan de reintroducción personalizado basado en sus necesidades individuales y objetivos de salud.

9. ¿Cuáles son algunos síntomas comunes de la intolerancia a la histamina?

La intolerancia a la histamina puede manifestarse con varios síntomas, que incluyen dolores de cabeza, migrañas, congestión nasal, estornudos, picazón, urticaria, enrojecimiento, problemas digestivos (como hinchazón, gases, diarrea o estreñimiento), fatiga y ansiedad. Estos síntomas pueden variar en gravedad y pueden ocurrir poco después de consumir alimentos o bebidas ricos en histamina.

10. ¿Cómo puedo identificar los alimentos que desencadenan la intolerancia a la histamina?

Llevar un diario detallado de alimentos y síntomas puede ayudar a identificar patrones y señalar alimentos o ingredientes específicos que desencadenan los síntomas de intolerancia a la histamina. Tenga en cuenta el momento y la gravedad de los síntomas después de consumir ciertos alimentos, así como cualquier otro factor que pueda contribuir a los brotes de síntomas, como el estrés, los medicamentos o los desencadenantes ambientales.

11. ¿Pueden los métodos de cocción afectar los niveles de histamina en los alimentos?

Sí, ciertos métodos de cocción pueden afectar los niveles de histamina en los alimentos. Por ejemplo, los métodos de cocción a alta temperatura, como asar a la parrilla, freír o asar, pueden aumentar los niveles de histamina en los alimentos, mientras que los métodos de cocción más suaves, como cocinar al vapor, hervir o cocinar en el microondas, pueden ayudar a preservar los niveles más bajos de histamina. Experimente con diferentes técnicas de cocina para determinar cuáles se toleran mejor.

12. ¿Existen grupos de apoyo o recursos para personas con intolerancia a la histamina?

Sí, existen varios foros en línea, grupos de apoyo y recursos disponibles para personas con intolerancia o sensibilidad a la histamina. Estas plataformas brindan oportunidades para conectarse con otras personas que enfrentan desafíos similares, compartir experiencias, intercambiar consejos y recetas, y acceder a información valiosa y recursos educativos sobre el manejo de afecciones relacionadas con la histamina.

13. ¿Pueden el estrés y los factores del estilo de vida afectar la intolerancia a la histamina?

Sí, el estrés y los factores del estilo de vida pueden influir en la intolerancia a la histamina y exacerbar los síntomas. El estrés crónico, el sueño inadecuado, las malas elecciones dietéticas y los factores ambientales pueden contribuir al aumento de los niveles de histamina y a una mayor sensibilidad a los alimentos ricos en histamina. Practicar técnicas de manejo del estrés, priorizar el cuidado personal y adoptar hábitos de vida saludables puede ayudar a reducir los síntomas relacionados con la histamina y mejorar el bienestar general.

14. ¿Es lo mismo la intolerancia a la histamina que las alergias o sensibilidades alimentarias?

La intolerancia a la histamina se diferencia de las alergias o sensibilidades alimentarias en términos de mecanismos subyacentes y presentación de síntomas. Mientras que las alergias alimentarias implican una respuesta inmune desencadenada por alérgenos específicos, la intolerancia a la histamina es el resultado de un metabolismo alterado de la histamina o niveles excesivos de histamina en el cuerpo. Los síntomas de intolerancia a la histamina suelen ser no inmunológicos y pueden variar en gravedad y duración.

15. ¿Cómo puedo garantizar la adecuación nutricional con la dieta antihistamínica?

Mantener la adecuación nutricional en la dieta antihistamínica implica elegir una amplia variedad de alimentos ricos en nutrientes que proporcionen vitaminas, minerales, antioxidantes y macronutrientes esenciales. Concéntrese en incorporar opciones ricas en nutrientes como verduras de hojas verdes, vegetales coloridos, proteínas magras, grasas saludables y cereales integrales en sus comidas para respaldar la salud y el bienestar general.

Afrontar los desafíos y los reveses

1. Detectar causas : mantenga un registro completo de alimentos y síntomas para detectar tendencias y causas probables de los síntomas de intolerancia a la histamina. Esto puede ayudar a determinar comidas particulares, variables ambientales o prácticas de estilo de vida que pueden empeorar los síntomas.

2. Planifique y prepare comidas : planifique sus comidas con anticipación y prepare alternativas amigables con la histamina para asegurarse de tener opciones saludables y satisfactorias fácilmente accesibles. Cocinar por lotes, preparar comidas y abastecerse de productos saludables puede hacer que sea más sencillo cumplir con su plan nutricional.

3. Gestione situaciones sociales : comunique sus demandas dietéticas a amigos, familiares y personal del restaurante para asegurarse de que comprendan sus límites y puedan adaptarse a sus elecciones. Ofrezca brindar un alimento o proponer alternativas de restaurantes amigables con la histamina para hacer que los eventos sociales sean más placenteros.

4. Busque apoyo y orientación : conéctese con grupos de apoyo, foros en línea o especialistas en atención médica que se especializan en intolerancia a la histamina para obtener orientación, aliento y recomendaciones prácticas sobre cómo controlar su enfermedad.

Considere trabajar con un dietista certificado capacitado en intolerancia a la histamina para diseñar un plan de alimentación personalizado y abordar dificultades dietéticas particulares.

5. Practicar el Autocuidado : Priorizar técnicas de autocuidado que promuevan la relajación, la reducción del estrés y el bienestar emocional . Participe en actividades como meditación, yoga, ejercicios de respiración profunda o pasatiempos que ayuden a reducir el estrés y mejorar el bienestar general.

6. Sea flexible y adaptable : comprenda que los reveses y las luchas son una parte normal del camino hacia una mejor salud. Sea flexible y adaptable en su enfoque, y no sea demasiado duro consigo mismo si encuentra obstáculos en el camino.

7. Experimente y ajuste : Esté abierto a experimentar con nuevas comidas, técnicas de cocina y tácticas de estilo de vida para descubrir qué funciona mejor para usted. Realice un seguimiento de su progreso y cambie su estrategia según sus requisitos   y   preferencias   específicos.

8. Concéntrese en el progreso, no en la perfección: Celebre los pequeños éxitos y avance hacia sus objetivos de salud, incluso si solo hace un ajuste beneficioso a la vez. Recuerde que la constancia y la tenacidad son cruciales para el éxito a largo plazo.

9. Manténgase actualizado y educado : manténgase actualizado sobre las investigaciones, los recursos y los avances más recientes relacionados con la intolerancia a la histamina y la dieta antihistamínica. El conocimiento le ayuda a tomar decisiones informadas y defender su salud con éxito.

10. Escuche a su cuerpo: preste atención a las señales de su cuerpo y reconozca sus exigencias y límites. Confíe en sus instintos e intuición a la hora de elegir decisiones nutricionales y de estilo de vida que mejoren su bienestar.

Historias de éxito y testimonios de la vida real

Mi viaje con la intolerancia a la histamina comenzó hace varios años cuando comencé a experimentar síntomas inexplicables como dolores de cabeza, problemas digestivos y erupciones cutáneas. A pesar de numerosas visitas al médico y pruebas médicas, luché por encontrar alivio y respuestas a mis persistentes problemas de salud.

No fue hasta que encontré información sobre la intolerancia a la histamina que todo empezó a tener sentido. Aprendí que los alimentos ricos en histamina y los desencadenantes ambientales probablemente contribuían a mis síntomas y me hacían sentir miserable.

Decidida a tomar el control de mi salud, decidí embarcarme en la dieta de los antihistamínicos. Al principio no fue fácil, ya que tuve que sortear restricciones alimentarias y adaptarme a una nueva forma de comer. Sin embargo, con perseverancia y compromiso, comencé a notar mejoras significativas en mi bienestar general.

Al eliminar de mi dieta los alimentos con alto contenido de histamina, como los quesos añejos, las carnes procesadas y los alimentos fermentados, experimenté menos dolores de cabeza, menos hinchazón y una piel más clara. También incorporé más frutas, verduras y proteínas magras frescas a mis comidas, lo que me ayudó a sentirme con más energía y nutrido.

Uno de los aspectos más desafiantes del manejo de la intolerancia a la histamina fue lidiar con situaciones sociales y salir a cenar. Sin embargo, con el apoyo de amigos y familiares comprensivos, así como con una planificación y comunicación cuidadosas, pude afrontar las reuniones sociales y disfrutar de las comidas sin comprometer mis restricciones dietéticas.

Con el tiempo, adquirí más conocimientos sobre la intolerancia a la histamina y cómo controlarla de forma eficaz. Aprendí a escuchar mi cuerpo, priorizar el cuidado personal y tomar decisiones informadas que respaldaran mi salud y bienestar.

Hoy, me alegra decir que he superado muchos de los desafíos asociados con la intolerancia a la histamina, gracias a la dieta antihistamínica y a los cambios en el estilo de vida. Si bien todavía tengo ataques y contratiempos ocasionales, me siento fortalecido al saber que tengo las herramientas y el conocimiento para controlar mi condición y vivir la vida al máximo.

Si tiene intolerancia a la histamina, le recomiendo que explore la dieta antihistamínica y busque apoyo de profesionales de la salud y comunidades en línea. Con dedicación, paciencia y perseverancia, puedes recuperar tu salud y prosperar a pesar de la intolerancia a la histamina.

Capítulo 8

Conclusión: adoptar una vida equilibrada y saludable

En conclusión, adoptar una vida equilibrada y saludable es esencial para las personas que controlan la intolerancia o sensibilidad a la histamina. El camino hacia una salud óptima implica adoptar un enfoque holístico que abarque modificaciones en la dieta, ajustes en el estilo de vida y prácticas de cuidado personal adaptadas a las necesidades y preferencias individuales.

A través de la dieta antihistamínica, las personas pueden minimizar la exposición a alimentos ricos en histamina, reducir los síntomas y mejorar el bienestar general. Al priorizar los alimentos frescos e integrales, incorporar opciones ricas en nutrientes y evitar los desencadenantes comunes, las personas pueden favorecer el metabolismo de la histamina y mantener el equilibrio de la histamina en el cuerpo.

Sin embargo , controlar la intolerancia a la histamina va más allá de los simples cambios en la dieta. Requiere atención a otros factores como el manejo del estrés, la higiene del sueño, la actividad física y la conciencia ambiental. Al abordar estos aspectos de la salud, las personas pueden mejorar la función inmune, optimizar la salud intestinal y reducir la inflamación, contribuyendo a un cuerpo más sano y resistente.

Adoptar una vida equilibrada y saludable también implica fomentar una mentalidad positiva, practicar la autocompasión y cultivar conexiones significativas con los demás. Requiere flexibilidad, adaptabilidad y voluntad de aprender y crecer a lo largo del camino.

A medida que las personas enfrentan los desafíos y triunfos del manejo de la intolerancia a la histamina, es importante recordar que el progreso es un viaje, no un destino. Cada paso dado hacia una mayor salud y bienestar es un testimonio de resiliencia, determinación y autocuidado.

Al adoptar una vida equilibrada y saludable, las personas con intolerancia a la histamina pueden recuperar su vitalidad, mejorar su calidad de vida y prosperar a pesar de los desafíos que puedan enfrentar. Con el apoyo de profesionales de la salud, recursos comunitarios y determinación personal, las personas pueden emprender un viaje hacia el bienestar y la realización duraderos.

Al final, adoptar una vida equilibrada y saludable no se trata sólo de controlar una condición de salud: se trata de vivir la vida al máximo, nutrir el cuerpo, la mente y el espíritu, y abrazar la belleza de cada momento a lo largo del camino.

Estímulo para el progreso continuo

A medida que continúa su búsqueda para controlar la intolerancia a la histamina y disfrutar de una vida equilibrada y saludable, es vital reconocer y apreciar el progreso que ha logrado hasta ahora. Cada uno de los pasos que usted da para mejorar su salud, por insignificantes que parezcan, es una demostración de su poder, perseverancia y dedicación.

Para ayudarle en su camino hacia la mejora continua, le enviamos las siguientes palabras de aliento:

❖ Tomarse un minuto para reconocer y regocijarse por el progreso que ha logrado en el control de la intolerancia a la histamina es un paso importante en el proceso de celebrar sus logros. Ya sea cumplir con su plan de nutrición, aumentar la cantidad de prácticas de cuidado personal que incorpora a su rutina o superar un obstáculo en particular, cada logro es digno de ser celebrado.

❖ Recuerde que tratar la intolerancia a la histamina es un viaje, no una meta, y que debe tener fe en su camino. Tener fe en sus capacidades para superar los problemas y obstáculos en el camino es esencial, y debe tener fe en el proceso mismo. Debes mantener la concentración en tus objetivos y tener fe en la eficacia de la tenacidad y la resiliencia.

❖ Ser amable consigo mismo: mientras navega por los altibajos del manejo de la intolerancia a la histamina, es importante practicar la autocompasión y la bondad hacia usted mismo. No es un problema tener fracasos y períodos de frustración; lo importante es cómo reaccionas ante estas experiencias. Trátese a sí mismo con el mismo amor y empatía que le mostraría a un amigo que enfrenta desafíos comparables.

❖ Esfuércese por mantener una actitud alegre y optimista cultivando una mentalidad positiva y concentrándose en las oportunidades y posibilidades que aún están por venir. Afronte cada día con optimismo, curiosidad y disposición para aprender y mejorar. Mantén tus ojos en el futuro brillante que estás creando para ti y deja que esa visión te impulse hacia adelante.

❖ Busque apoyo y conexión: no dude en buscar apoyo de amigos, familiares, profesionales de la salud o grupos en línea. Rodéate de personas que te comprendan y te alienten en tu viaje. Comparte tus experiencias, pensamientos y desafíos con los demás y saca fuerzas de las conexiones que construyes a lo largo del camino.

❖ Practica la paciencia y la tenacidad: recuerda que la curación y la mejora requieren tiempo, paciencia y tenacidad. Sea amable consigo mismo mientras atraviesa los desafíos de controlar la intolerancia a la histamina. Manténgase dedicado a sus objetivos de salud y confíe en que sus esfuerzos producirán resultados favorables con el tiempo.

❖ Manténgase educado e informado: continúe informándose sobre la intolerancia a la histamina, las estrategias dietéticas y los enfoques holísticos para el bienestar. Manténgase actualizado sobre nuevas investigaciones, recursos y opciones de tratamiento que pueden beneficiarlo en su viaje. El conocimiento le ayuda a tomar decisiones fundamentadas y a defender su salud de forma eficaz.

❖ Celebre cada paso adelante: celebre cada pequeño triunfo e hito que logre en el camino. Ya sea que se trate de probar una nueva comida compatible con la histamina, adoptar una nueva práctica de cuidado personal en su rutina o simplemente sentirse mejor que ayer, observe y honre su progreso con aprecio y deleite.

Sobre todo, recuerda que vale la pena priorizar tu salud y bienestar. Adopte el cuidado personal, cultive la positividad y nutra su cuerpo, mente y espíritu con bondad y compasión.

A medida que continúes avanzando, que encuentres alegría en los pequeños momentos, paz en el presente y esperanza para el futuro. Su viaje hacia el bienestar es un testimonio de su resiliencia y determinación, y creo en su capacidad para crear una vida llena de salud, felicidad y plenitud.

Deseándole fuerza, curación y abundantes bendiciones en el camino que tiene por delante. ¡ Tienes esto !